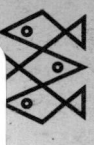

W0176271

Über dieses Buch

Wer Yoga übt, wird und bleibt gesund. Yoga ist Selbsthilfe – eine Möglichkeit für alle, der Hektik und den zerstörerischen Kräften unserer Zeit entgegenzuwirken.

Aber mehr noch – im Yoga verborgen liegen Möglichkeiten, ungeahnte Kräfte und Energien im Menschen zu entdecken und verfügbar zu machen. Denn vergessen wir nicht, der Yoga, wie er durch viele Jahrhunderte im Osten entwickelt wurde, stellt ein umfassendes psychophysisches System zur Ganzwerdung des Menschen, zur Integration aller seiner Fähigkeiten dar. Der Hatha-Yoga ist nur die unterste Stufe dieses großen Gebäudes. Die weiterführenden Stufen, die durch Atemkontrolle (Pranayama), Konzentration und Meditation erreicht werden können, sind hier im Westen noch recht unbekannt. Aber es ist Zeit, auch diese in unser Bewußtsein zu heben, wenn der Yoga zu seiner vollen Entfaltung gelangen soll.

Gabriel Plattner unternimmt es, den »inneren Weg« des Yoga nachzuzeichnen. Geführt von seiner einfachen, verständlichen Darstellungsweise, lernen wir uns mehr und mehr verstehen. Neue Bereiche unserer selbst erschließen sich, Fähigkeiten und Kräfte, die wir bislang nicht kannten und nutzten. Eine Ahnung von einem erfüllteren, größeren und glücklicheren Leben des Menschen auf dieser Erde keimt auf – denn der Yoga-Weg, zu Ende gegangen, führt zur vollkommenen Versöhnung des Menschen mit sich selbst und ist in Wahrheit: ein Ja zum Leben.

Der Autor

Gabriel Plattner, geb. 1922 in der Schweiz – Dr. phil. Dipl. Psych., Forschung und Praxis in Psychologie, Yoga und Akupunktur in Asien und Europa – leitet heute das Yoga-Institut auf Schloß Paspels in der Schweiz.

Aus seinen täglichen Erfahrungen mit vielen Schülern heraus ist dieses praxisnahe Buch entstanden.

Gabriel Plattner

Yoga
Ein Ja zum Leben

Fischer Taschenbuch Verlag

Fischer Taschenbuch Verlag
April 1977
Ungekürzte Ausgabe
Umschlagentwurf: Jan Buchholz/Reni Hinsch
Fischer Taschenbuch Verlag GmbH, Frankfurt am Main
Lizenzausgabe mit freundlicher Genehmigung des
Werner Classen Verlages, Zürich und Stuttgart
© Werner Classen Verlag, Zürich und Stuttgart 1974
Gesamtherstellung: Hanseatische Druckanstalt GmbH, Hamburg
Printed in Germany
1824-480-ISBN-3-436-02415-5

Inhalt

Was passiert, wenn ich Yoga mache? 9
Eine ungewöhnliche Erfahrung der Ruhe 12
Überraschende Entdeckung innerer Ordnung 14
In Ordnung sein und in der Ordnung bleiben 18
Bedrohlicher Einbruch des Chaotischen 20
Entspannung als Überlebenschance 24
Haltung im Yoga = Haltung im Alltag 26
Das Schöpferische und Ekstatische im Yoga 29
Bewußtseinsevolution im Meditations-Erleben 31
Zusammenfassung des meditativen
    Menschwerdungsprozesses 49
Gespräch mit dem Dalai Lama von Tibet
    über Meditation und Mandala 51
Umgang mit der Lebensenergie 54
Kundalini-Yoga, der große Weg der Bewußtseinslenkung . . 62
Tschakra und Nadi 64
Tschakra als Umformerstationen physiologischer und
    psychologischer Energie 66
Anahata-Tschakra oder Herz-Tschakra 67
Manipura-Tschakra oder Assimilationssystem 70
Atschna-Tschakra oder Drittes Auge 72
Swadhisthana-Tschakra oder Ausscheidungssystem 74
Muladhara-Tschakra oder Fortpflanzungssystem 75
Wischuddha-Tschakra oder Ausdruckssystem 77
Sahasrara-Tschakra oder Tausendblättriger Lotos 79
Zusammenfassung über den Kundalini-Weg 80
Vital und schöpferisch durch Kundalini-Praxis 81
Das Mantra des Guru 85
OM 89
Gliederung der Integralen Yoga-Lehre 90
Bahirang-Praktiken 91
Antaranga-Praktiken 91
Aphorismen über die Welt des Yoga 92
Neues Bewußtsein im Erlebnis der Einheit 97
Yoga und Akupunktur 103

Widmung

Das vorliegende Buch begleitet den Suchenden auf dem inneren Weg des Yoga. Wo sich der Übende Schwierigkeiten gegenüber sehen mag, wo weder Bücher noch Lehrer ihn bis anhin in die tieferen Erlebensbereiche des Yoga einzuführen vermochten, da wird ihm dieser Leitfaden über gewisse Wegstrecken ein praktischer Helfer sein. Das Buch führt über das innere Verstehen des Yoga zu einem intensiveren Leben und Verstehen des Alltages mit seinen Aufgaben und Freuden. Auch scheinbar schwer verständliche klassische Praktiken und Meditationen wie Kundalini-Yoga werden unserem Bewußtsein gemäß erläutert und geübt. Unklarheiten und Befangenheiten werden gelöst, so daß von der Yoga-Haltung her dem Menschen wesentliche und neue Erkenntnisse zuwachsen.

Um die Aussprache der Sanskrit-Ausdrücke zu erleichtern, sind sie in phonetischer Schreibweise niedergeschrieben. Eigennamen wurden original belassen.

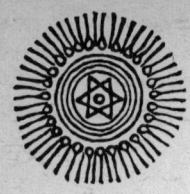

»Yoga, ein Ja zum Leben«

*ist den Strebenden auf dem Pfad
zur »Großen Ordnung« gewidmet,
der Ordnung, die sich als Ergebnis
alltäglicher Übung als beglückende
Erfahrung einem frei gewordenen
Bewußtsein mitteilt und zum Weg
in die Geborgenheit wird.*

*Gabriel Plattner
Schloß Paspels, im Juni 1974*

Was passiert, wenn ich Yoga mache?

Wer Zugang zum Yoga findet, der hat eine reale Chance, zu sich selber zu kommen. Bewußtes und regelmäßiges Üben und Erleben im Integralen Yoga setzt klare und starke Beziehungen zum Körperlichen und Mentalen und aktiviert beste Kräfte zum Einsatz und zur Entwicklung der Persönlichkeit.

Vielen Menschen fehlt im fordernden Alltag ein sicheres Bewußtsein über jene Kräfte, die sie kreativ und freudig den menschlichen und sachlichen Aufgaben gegenübertreten und handeln lassen. Der Glaube an die Macht der universellen Ordnung und Energie, aus der heraus der Mensch geschaffen wurde, ist nicht selbstverständlich und führt daher nicht ohne weiteres zu einem Glauben an die Möglichkeiten der Persönlichkeit.

Der Mensch als funktioneller Teil des Universums wurde aus einer großen Ordnung heraus geschaffen, und seine Existenz ist strukturell und energetisch nach Grundsätzen der Ordnung möglich. Körperliche und mentale Krankheiten können als Folgen eines Herausfallens aus der Ordnung heraus verstanden werden. Eine veränderte und aggressive Umwelt oder innere Störungen führen zu Veränderungen von Bewußtsein und Körperfunktionen. So gerät der Mensch allmählich in eine störende, krankmachende und kränkende Abhängigkeit. Er ist nicht mehr in der Lage und nicht mehr stark genug, um dem immanenten Ordnungsprinzip zu folgen und die zur Gesundung erforderliche geistig-seelische Kraft zu aktivieren. Forderungen des Alltags, Mangel an Besinnung und Übung zwingen ihn in ein Denk- und Verhaltensschema, das üble Folgen zeitigt, sein Bewußtsein über seine eigenen Möglichkeiten einschränkt und in einem negativen Sog des Sich-überfordert-Fühlens und Nicht-ausweichen-Könnens zu enden scheint. Die Orientierung am Ordnungsprinzip versagt, und ein souveräner Einsatz der eigenen Kräfte wird scheinbar unmöglich.

Eine verderbliche Orientierung an falschen Lebenszielen verbaut die Arbeit am Wesentlichen, die Übungs- und Ausübungsmöglichkeiten im Heilsamen. Manches Leben stirbt so einem unnötig qualvollen und leidvollen Ende entgegen, und manche menschliche Existenz bleibt unerfüllt.

Dieses Buch will durch richtig verstandenen und erlebten Yoga zeigen, wie der Mensch einem negativen Schicksal entgehen und entgegenwirken kann, wenn er täglich etwas tut, um gesund und in der Ordnung zu bleiben. Wer für die Erkenntnis offen bleibt, daß in ihm selber und um ihn herum Kraft und Heilkraft im Überfluß existieren, der wird den Kleinmut überwinden und jenen Zugang finden, den mir eine starke Persönlichkeit am Schluß eines Wochenkurses im Yoga folgendermaßen mitteilte: »Sie haben mir mehr als einen Yoga-Kurs gegeben. Ich bin sehr beeindruckt von ganz neuen Erkenntnissen, die ich aus der Übung des Yoga gewonnen habe.« In solchen Fällen ist Wesentliches vor sich gegangen. Ein reifer Mensch hat durch Ausüben des Yoga sein Bewußtsein dahin erweitert, daß er Zugang zu neuartigen Erfahrungen gefunden hat. Dies ist die Chance des Yoga. Er führt in wesentliche Erlebensstationen hinein, stellt bewußte Verbindungen zwischen Himmel, Mensch und Erde her und weist dem Übenden seinen Platz im kosmischen Geschehen an, von wo aus er aus sicherer Geborgenheit heraus erst richtig zu leben beginnt. Falsche Haltungen werden ersetzt durch Zuversicht, Harmonie und Kraft. In richtiger Übung lernt der Mensch sich selber und wesentliche Werte neu zu gestalten.

Yoga als tägliches Exerzitium in Haltung von Körper und Geist läßt den Menschen in seine großen Möglichkeiten hineinwachsen. Es erhebt ihn aus der Un- und Kleingläubigkeit heraus und verankert ihn in einem unerschütterlichen Bewußtsein. Gerade an einem starken Gefühl des Mangels an Geborgenheit im Kleinen und im Großen kranken junge und alte Menschen. Yoga gibt Zugang zu einem bewußteren Umgang mit sich selber, mit dem Nächsten und den ordnenden Mächten. Der Übende wird von innen heraus schöpferisch und gläubig. Viele müssen im Yoga intensiver werden, einige kleinere und größere Klippen überwinden und dann . . . ja dann werden sie eben etwas erleben! Um dieses Erleben geht es.

Denk- und Verhaltensweisen werden geformt und umgeformt. Die Persönlichkeit und ihre Strebungen wandeln sich, das Leben wird reicher, und es beginnt zwanglos das vor- und zuzufallen, was richtig ist. Der eigene Wille wird dadurch stärker, daß er sich zugunsten eines größeren, wesentlicheren Willens bescheiden lernt. Die eigene Kraft nimmt zu, indem sie sich an die verfügbaren Kräfte der Umwelt anschließt. Der Mensch wächst über sich hinaus, wenn er lernt, sein eigensüchtiges, kleines *Ich* zu überwinden und zu ersetzen durch ein *Selbst*, das im Bewußtsein der *Großen Ordnung*, dem Göttlichen, lebt und darin aufgehoben ist.

Wer unter körperlichen oder seelischen Belastungen leidet, wer seine Kräfte unter Streß oder Alter schwinden sieht, der beginnt nach Hilfe zu suchen. Wer früher oder später in seinem Suchen auf Yoga stößt und in seiner Ausübung nicht nur Erleichterung findet, sondern zum Wesentlichen kommt, für den stellt sich die Frage:

»Yoga, ja oder nein?« nicht mehr. Er hat am eigenen Leibe erfahren, daß seine Beschwernisse gelindert oder überwunden wurden, und die Übung wird zur alltäglichen Selbstverständlichkeit, zur echten Freude im Erleben ihrer wohltätigen Wirkung. Dann wird Yoga zum Bedürfnis, zur besten Stunde des Tages.

Positive Erlebnisse stellen sich in der Regel nach kurzer Zeit der Übung ein. Auch wer anfänglich die Vorschriften, betreffend Haltungen und Pranayama, nur unvollkommen einzuhalten vermag, aber täglich sein Bestes gibt, der spürt unzweideutig, daß »etwas passiert«. Meist wird es dem Beflissenen leicht möglich zu beschreiben, was sich geändert hat. Die alltäglichen Beschwernisse lassen nach, die träge Verdauung kommt in Gang, die Rückenschmerzen verschwinden, man schläft endlich wieder gut, die Nervosität geht zurück, man nimmt die Dinge nicht mehr zu schwer. Vieles, was den Alltag bisher belastet hatte, gehört nicht mehr zur Wirklichkeit. Man darf also sagen: Yoga hat den Alltag im Sinne einer Gesundung von Leib und Seele, einer besseren Schaffenskraft und einer heiteren Grundstimmung verändert. Man wird ein anderer Mensch mit anderen Reaktionen, anderen Verhaltensweisen und . . . anderen Perspektiven. Jede Asana, jede Minute eines bewußt geübten Pranayama verändert den psycho-physischen Organismus. Der Blutzuckerspiegel, die Adrenalinausschüttung, die chemische Zusammensetzung des Blutes, die bio-elektrischen Fluktuationen werden beeinflußt. Eine Erhöhung des Sauerstoffgehaltes im Blut, wie er durch Pranayama zustande kommt, macht den Organismus abwehrfähiger, weil Sauerstoff bakterienfeindlich ist. Infektionen treten weniger leicht auf, Erkältungen werden abgewehrt, und viele weitere kleinere und größere Anfechtungen bleiben aus. Asana, die ausgeklügelten Körperhaltungen, wirken auf die Wirbelsäule und ihre Funktionen. Eine kräftige, flexible und gesunde Wirbelsäule ist Maßstab für die Einsatzfähigkeit und Funktionstüchtigkeit des Körpers. Ein Mensch, der an Bandscheibenschäden leidet, erlebt, was seine Wirbelsäule leisten kann, und wie sehr er durch ihre Degeneration in seinem ganzen Leben beschränkt wird. Konzentrationsschwierigkeiten werden, besonders bei Jugendlichen, immer häufiger und schwerwiegender in ihren Folgen. Störungen im Denkablauf, Depressionen, neurotische Reaktionen, Angst, Zwangsvorstellungen und sehr zahlreiche andere Veränderungen des Mentalen sind Anzeichen eines gestörten Bewußtseins. Wir gelangen unversehens in eine Knechtschaft des Mentalen, eignen uns Mechanismen mit negativen Vorzeichen an, werden zu Automaten, die oft auch nachts den Zwängen des

Denkens und Zu-sich-selber-Redens nicht mehr entkommen. Viele Menschen sind nicht fähig, ihr eigenes Bewußtsein ruhig zu stellen, abzuschalten, zu entspannen oder zu schlafen. Ich beobachte in den Yoga-Stunden immer wieder, wie schwer es vielen Schülern fällt, die Sammlung zu vollziehen, die darin besteht, Körper und Geist völlig ruhig zu stellen und nichts mehr zu denken. Es sind wenige, die nach einigen Sekunden in die schöne, wohltuende Stille eintreten und ganz einfach auf Ruhe umschalten können. Dies ist eine wesentliche Übung, die jede Arbeit fruchtbarer macht. Aus der Ruhe heraus wird Yoga intensiver erlebt und wirkt um ein Vielfaches besser. Gelingt es in der Folge, dieses Abschalten auf Minuten auszudehnen, ist Wesentliches erreicht. Kraft regeneriert sich in solchen Phasen, Rückwirkungen auf das Nervensystem und die ganze geistige und seelische Sphäre treten ein.

Eine ungewöhnliche Erfahrung der Ruhe

Einer der größten Verluste, deren wir uns zu beklagen haben, ist der Verlust der Ruhe. Ruhe ist selten geworden. Man muß sich schon weit vom täglichen Getriebe entfernen, um zur Ruhe zu finden, um dem Lärm zu entgehen. Und wo kein Lärm ist, da wird er künstlich geschaffen . . .

Die überaus zahlreichen Lärmquellen bedrängen unser Nervensystem fast andauernd mit Reizen. Tritt zeitweise wirkliche Ruhe an die Stelle der Lärmkulisse, dann meldet sich innere Unruhe des Mentalen. Ruhe ist ein relativer Begriff, und die Möglichkeiten ihrer Erfahrung sind sehr verschieden. Viele Menschen fürchten sich vor der Ruhe und vor dem, was während der Ruhe passieren könnte. Angst tritt nicht selten an die Stelle der Ruhe, und daher wird »Ablenkung« und Zerstreuung gesucht, Ablenkung aus Angst, zu sich selber zu kommen, mit sich selber konfrontiert zu werden. Wie merkwürdig verschroben die Wege unserer Überlegungen oft sind! Dort, wo wir den geraden Weg zum Heil und zur Gesundung vor uns sehen, da weichen wir auf Nebenwege ab, die nicht selten zu echten Leidenswegen werden.

Yoga bietet grundsätzlich die Möglichkeit zur Erfahrung der Ruhe. Alles in der Yoga-Übung führt auf die Ruhe hin. Wo Yoga geübt wird, soll Ruhe herrschen. Sprechen, jeder Laut, alles Lautsein hört auf, wenn man sich auf seine Übungsmatte setzt oder legt. Die Sammlungsübung bringt Ruhe von Körper, Geist und Seele.

Alles, was diese Bereiche stören könnte, wird abgebaut, bis man zur Ruhe gekommen ist. Dies sind wohl die ersten elementaren Ruhe-übungen, aber bei weitem nicht etwa die leichtesten. Wer glaubt, daß die Yoga-Stunde hauptsächlich im Tätigsein bestehe, daß unbedingt dauernd etwas »getan« werden muß, damit man Erfolg habe, der muß eben gerade das Ruhe-Erlebnis noch ganz eigentlich lernen und erfahren. Jeder Übungsablauf hat Ruhephasen. Gerade diese Ruhephasen entscheiden über die Wirksamkeit der Asana und des Pranayama.

Die klassische Ruhehaltung im Yoga ist »Schabasana«, die soge-nannte Totenstellung oder Stockstellung. Das Hinfinden zum Erle-ben der Ruhe beginnt mit dem Abschalten, mit dem Sich-Lösen von allem, was das Alltagsgetriebe an einen herangebracht hat und heranbringen könnte. Die Yoga-Stunde soll dagegen bewußt abge-grenzt werden und nicht beginnen, bevor Ruhe in Körper und Geist eingekehrt ist. Aufhören jeder Bewegung, des Sprechens und des Denkens bilden die Marksteine auf diesem Weg nach innen und zur Ruhe. Ich gebe gerne folgende Anweisungen zu Beginn einer Stunde: »Legen Sie sich in Schabasana auf Ihre Matte. Bauen Sie jede *Spannung des Körpers* ab. Machen Sie keine Bewegung mehr, kontrollieren Sie die Qualität der Entspannung und Sammlung dadurch, ob Sie Wärme und Strömen im Körper empfinden. Dies ist die erste Phase der Sammlung in der Ruhe. In der zweiten Phase bauen Sie jegliche *seelische Spannung* ab, indem Sie sich von jedem Problem befreien, das die Seele belasten könnte. Lassen Sie jegliche Problematik aus der Yoga-Stunde aus. In der dritten Phase wird die *Spannung des Geistes* abgebaut, indem jegliches Denken zur Ruhe kommt. Wenn Sie nichts mehr denken, dann ist der Geist mit seinem rastlosen Intellekt zur Ruhe gekommen. Gelingt dies nicht, dann konzentrieren Sie sich in im plexus solaris.« Dies ist ein Weg zur Anfangssammlung und zur Ruhe. Es ergeben sich kleine Teilerfolge, die mit der Zeit ausgebaut werden können und das erlösende Erlebnis der Ruhe bringen. Stilleübungen sind Voraus-setzungen für einen Yoga, der die psychosomatischen Bereiche der Persönlichkeit wirkungsvoll erfassen soll.

Ruhe hat Heilkraft. Was der Mensch durch eigene Übung im Yoga, in der Freizeit oder im Schlaf nicht von sich aus an Heilungs-tendenzen in der Ruhe aktivieren kann, das wird nicht selten auf medikamentösem Weg versucht. Körperfunktionen, das Nerven-system und das Mentale werden unter Einwirkung chemischer Mittel zeitweilig ausgeschaltet, damit endlich Ruhe einkehre und ihre heilsame Wirkung ausübe. Die natürliche Regenerationskraft des Yoga ist teilweise darauf zurückzuführen, daß sie dem Menschen den Zugang zur Ruhe ermöglicht. Der Organismus verbraucht im Ruhezustand keine Energie und verhilft dem Übenden zur Gewinnung von Kraft, zum Ausgleich und zur Erstarkung. Das Nervensystem wird während der Ruhe geschont und kann sich regenerieren. Der Muskelapparat verlangt keinen Energieaufwand und kann entspannen. Willenskraft, Selbstbeherrschung, Denk- und Körperfunktionsfähigkeit werden bei Stilleübungen bewußt trainiert und gefördert.

Manche Yoga-Stunde wäre kostbarer, wenn weniger »getan« würde. Der Zugang zur Ruhe ist bewußt zu gestalten. Wie mehr der Schüler wirklich stille wird, wie intensiver er Spannungen auf den verschiedenen Ebenen abbaut und in dem nachfolgenden Zustand der Ruhe verharrt, um so hoffnungsvoller wird der Yoga-Weg. In diesem Bereich liegt der Zugang zur Meditation, der vielen unverständlich und geheimnisvoll bleibt, nur weil passende Erläuterungen fehlen. Meditation ist eine Übung, die wir brauchen, um in Ordnung und geistig gesund zu bleiben. Die ersten Schritte in der Meditation führen über den Weg der inneren und äußeren Ruhe, zur Befreiung von allem Störenden, zum Abschirmen der Sinne von der Außenwelt. Die Stillemeditation ist köstlich und wirkungsvoll für uns Europäer, weil wir gerade an den schädlichen Wirkungen des Lärms, der Unfähigkeit zum Schweigen und an übermäßiger Betriebsamkeit leiden.

Überraschende Entdeckung innerer Ordnung

Yoga ist ein Ordnungsprinzip, eine Ordnungstherapie. Was mit Yoga unter anderem erreicht werden kann ist Ordnung. Wer schon in der Ordnung ist, der kann mit den Übungen in Ordnung bleiben. Wer aus ihr herausgefallen ist, der kann mit Yoga-Übungen zur Ordnung finden und gesunden. Ist ein Organ oder ein Organsystem, eine Funktion des Organismus aus der Ordnung gekommen, dann besteht eine Möglichkeit, daß Yoga ordnen hilft.

Wir haben Grund dazu, anzunehmen, daß der Schöpfungsgedanke ein Gedanke der Ordnung war. Kosmische Ordnung manifestiert sich in jeder Sekunde in den größten wie in den kleinsten Dimensionen. Das Atom ist in der Ordnung wie die Gestirne und die Welten im Kosmos. Eine Störung dieser Ordnung ergibt Katastrophen kosmischen Ausmaßes. Naturgesetze verlaufen streng in

Ordnung, und jedes Lebewesen, jeder Gegenstand ist ordentlich strukturiert. Sozusagen jeder dem Menschen erreichbare Gegenstand wurde im Laufe der Zeit nach seinem Ordnungsprinzip untersucht, systematisiert. Sollte der menschliche Organismus hinsichtlich seines immanenten Ordnungsprinzips eine Ausnahme bilden? Beim Menschen sind Ordnungsprinzipien erforscht und festgelegt, wie beispielsweise die wunderbare Ordnungsstruktur der Knochen, der molekulare Aufbau von Zellen, die chemische Beschaffenheit der Körperflüssigkeiten, der Atmungsluft. Ordnung manifestiert sich in der Funktion von Organen, von mentalen Vorgängen und der Energetik des Organismus. Es gibt Menschen, die scheinbar viel tun, um aus der Ordnung herauszukommen, dies oft gegen bessere Erkenntnis und gegen jede Vernunft. Ihr Organismus zeigt eine unglaubliche Resistenz gegen die Wirkungen der Unordnung, bis oft dann doch das Krankmachende durch dauernde Einwirkung überhand nimmt und die Krankheit zur Tatsache wird.

Die chinesische Akupunkturlehre bietet ein klassisches Beispiel für ein naturgemäßes Ordnungsprinzip. Wir lesen in einer alten chinesischen Schrift: »Das Yin und das Yang sind das Gesetz des Universums, die allgemeine Regel aller Lebewesen, der Ursprung, die Wandlung, der Anlaß des Lebens und des Sterbens. Will man eine Krankheit heilen, dann muß man das Verhältnis zwischen Yin und Yang abklären.« Yin und Yang sind entgegengesetzte und ergänzende Kräfte. Das eine wirkt auf das andere. Sie sind beide in ständiger Bewegung und bilden den Ursprung der Schöpfung, der Wandlung aller Dinge und aller Lebewesen im Universum. In der chinesischen Medizin sind die Organfunktionen, das Auftreten und das Verschwinden von Krankheiten eng mit dem Gleichgewicht zwischen Yin und Yang verbunden.

Yin und Yang verhalten sich wie unten zu oben, innen zu außen, kalt zu warm, feucht zu trocken, Erde zum Himmel. Die Kunst, gesund zu bleiben, besteht nach dieser Auffassung darin, daß der Mensch sich harmonisch in das kosmische Gesetz von Yin und Yang einfügt, daß er als Mikrokosmos im Makrokosmos lebt, daß er den kosmischen Gesetzen der Energie folgt, Körper und Seele in der Ordnung hält. Aus diesen Erkenntnissen entstand die Akupunktur als therapeutische und prophylaktische Methode. Unordnung bedeutet Krankheit, Ordnung zwischen den Prinzipien Yin und Yang Gesundheit. Lenkung der Energie des Organismus bildet die Grundlage einer Akupunkturbehandlung, die eine Harmonisierung der Energieverhältnisse anstrebt und damit den Zustand der Gesundheit herstellen kann. Es ist mir in keiner Heilkunde, außer teilweise in der Homöopathie, derart bewußt geworden, wie wesentlich Gesundheit von Körper und Seele auf einer naturgegebenen Ordnung beruhen und wie der Mensch durch das Einpendeln in die Ordnung zur Gesundheit geführt werden kann. Im Yoga tut er dies durch Selbsttätigkeit und Selbstregulierung. Der Akupunkteur behandelt die Krankheit mit Nadeln, Wärmereizen (Moxen) und Massage.

Ordnung und Stille machen das Wesen der Meditation aus. Yoga beginnt mit der Ordnung, schreitet mit ihr fort und endet in der Ordnung, in der Einschmelzung des Bewußtseins des Übenden in die kosmische Urordnung.

Das Ordnungserlebnis halte ich in jeder kleinen Funktion während des Yoga als essentiell. Die Yoga-Stunde an sich verläuft nach einer bestimmten Ordnung: Sammlung, Konditionierung, Asana, Pranayama, Meditation, Entspannung. Jede Asana an sich muß in der Ordnung sein und in Ordnung ausgeführt werden, und zwar in einer körperlichen Bewegungs- und Ablaufordnung, wobei besonders auf das Zeitlupentempo, die dynamische und die statische Phase Hauptgewicht fällt. Dann ist die Ordnung der Aufeinanderfolge der Asana durch den Yogalehrer nach Wirkgesetzmäßigkeiten, insbesondere der Gegenstellungen, auszuwählen. Groß ist Ordnung ferner innerhalb des Pranayama geschrieben, wo Ordnung der Atmung die Ordnung des Mentalen prägt. Meditation endlich geht ganz in die Ordnung hinein. Sie prägt Seele, Geist und Körper nach dem Ordnungsprinzip, dessen Gesetze kosmische Dimensionen aufweisen.

Leider sind diese Ordnungsgesetzmäßigkeiten nicht in jeder Yoga-Schule Selbstverständlichkeit, oder es wird dem einzelnen überlassen, ob er früher oder später zur Ordnung findet. Je rascher und spontaner der Zugang zu diesem Grundprinzip des Yoga aufgezeigt und erlebt wird, um so wirkungsvoller wird die kleinste Bemühung sein. Eine Erklärung für die ungewöhnlichen Wirkungen, die mit Yoga erzielt werden, liegt im Ordnungsprinzip, dem sich der Übende täglich unterzieht. Es beginnt beim täglichen Willenseinsatz zur Übung, einem Grundpfeiler des Alltags, auch wenn Streß oder Desorientierung die Tages- und oft auch die Nachtstunden des Menschen erfüllen. Die heilsame Kraft der Ordnung ist erreichbar durch Übung.

Ich lasse Ordnung systematisch bei jeder Gelegenheit bewußt als Asana darstellen und erleben. Es beginnt bei der Sammlung zur Übungsstunde ganz am Anfang. Wer im Alltag aus der Ordnung geraten ist, der kommt durch die Sammlungsübung zur Ordnung.

Er wird so lange nach Ruhe und Ordnung suchen, bis er sie gefunden hat. Länger als zehn Minuten soll dies allerdings nicht dauern. Geübte finden in wenigen Minuten, ja Sekunden zur Ordnung und werden damit bereit, Yoga aus der richtigen Haltung heraus zu tun. Solange Körper und Bewußtsein chaotisch sind, ist es nicht ungefährlich, mit Asana zu beginnen. Auf jeden Fall wird ihre Wirkung herabgemindert. Nach einiger Zeit der Übung fällt es dem Schüler leicht, sich als kleinen Kosmos im großen Kosmos zu empfinden. Das heißt, er vermag seine eigenen Ordnungsstrukturen, die zum Beispiel in jeder Zelle bestehen, als Denkmodell nachzuempfinden und diese Ordnung auf den psycho-physischen Organismus zu übertragen. Er beginnt zu erleben, daß er nicht bloß ein Haufen zufällig existierender Materie ist, sondern daß er materiell und geistig eine Ordnung darstellt, die von der Schöpfung her als solche gemeint und in ihm verwirklicht ist. Sie zu aktualisieren, das heißt, mit Bewußtsein zu durchdringen und zum Leben zu bringen, ist Aufgabe der Übung. Wer seine psycho-physische Existenz ganz mit der Bewußtheit göttlicher Immanenz und Präsenz durchdrungen, durchgeistigt und aktiviert hat, dürfte dem Schöpfungsgedanken nahekommen. Solche Erlebnisse werden im Yoga zu Realitäten.

Ordnung wird in den Yoga-Haltungen zur schönsten Realität, einer Wirklichkeit, die sich darstellen und nachempfinden läßt. Ich lasse gerne die Perfektion, Schönheit und Klarheit der Asana betrachten und ihren Gehalt nacherleben. Der Ablauf einer Asana mit den durch die klassischen Bücher gegebenen Anweisungen und Wirkpunkten gibt dem Bewußtsein Anlaß, sich beeindrucken zu lassen. Asana ist Eindruck und Ausdruck zugleich. Mit dieser Formel ist erklärt, was man unter dem geistigen Gehalt der Übungen zu verstehen hat. Asana entsteht aus innerem Bedürfnis nach Darstellung der Übung, das heißt, gewollt und gesteuert. Es gibt keine nur mechanische Asana. Es ist mehr oder minder bewußt immer ein mentaler Anteil dabei, nur wird er oft vom Lehrer nicht ausdrücklich erwähnt und zum Nachvollzug empfohlen. Wenn ich mich bemühe, eine Asana perfekt darzustellen, dann bemühe ich mich um Ordnung. Die äußere Ordnung der Asana teilt sich dem Mentalen mit, sie wird geistig nachvollzogen, nacherlebt, miterlebt. Seelische Belange sind mit dabei. Waren sie bereits geordnet, dann gelingt die Asana perfekter, und es wird keine zusätzliche Energie absorbiert, um in Ordnung zu kommen. Ist die Seele gestört, nicht in der Ordnung, aus der Mitte gerückt, dann richtet die äußere Haltung der Asana das Bewußtsein auf ein Erleben, dem Ordnung eignet. Es ist immer wieder groß, wenn man erlebt, wie durch das Ausüben von Asana Verwirrungen, Verirrungen und Nöte der Seele abgebaut und in Ordnung gebracht werden. Ein Yoga-Lehrer erfährt es häufig von seinen Schülern, daß Depressionen nach kurzer Zeit des Yoga nachlassen und oft für immer verschwinden. Ängste werden gegenstandslos, Unruhe und Nervosität verlieren ihre Wirkung. Yoga setzt Sicherheiten, Ziele und Ordnungen im Menschen.

Pranayama bewirkt Ähnliches. Der Atem ist eine der ersten Ordnungen, die dem Menschen gegeben werden. Die Atemordnung ist lebensspendend. Auch sie gerät oft im Laufe des Lebens in Unordnung. Organische Schwächen und Schäden, seelische Probleme stören die Atmungsordnung. So ist die Atmung ein Spiegel der Seele, die der Yoga-Lehrer mit Vorteil beachtet, wenn er seine Schüler beim Atmen sieht. Oberflächliche, stockende, kurze, unrhythmische Atmung, Unbeweglichkeit von Zwerchfell und Bauchwand sind Symptome eines gestörten Seelenlebens. Wird das Atmen von Grund auf erlernt, wie dies im Pranayama geschieht, dann tritt das Wunder ein, daß das Mentale diese Atmungsordnung wieder zu seiner eigenen Ordnung macht. Das will sagen, daß Atmung, Mentales und der gesamte Organismus zusammengehören und daß bewußtes Ordnen eines Belanges alle Belange positiv beeinflussen kann, vorausgesetzt, daß die Übung innerlich, dauernd und strebend jeden Tag ihren Platz findet. Dauer und Qualität sind wesentlich in der Bemessung des Yoga und seiner Wirkungen. Es ist klar, daß wesentliche Störungen des psycho-physischen Organismus, die während Jahren beinahe zur zweiten Konstitution wurden, nicht in kurzen, oberflächlichen Übungsfolgen geändert werden können. Will man einen Schaden beheben, eine Unordnung richten, dann sind Intensität und Dauer der Übung zu steigern. Ich weise meine Schüler immer darauf hin, daß sie Yoga zum täglichen Obligatorium mit ausgelesenen Übungen erheben müssen, wenn sie es mit einem solchen Zweck verbinden. Einen Organismus, der gepflegt und dauernd richtig regeneriert wird, in Gang zu halten, ihn vor Abnutzung und Alterserscheinungen zu bewahren, verlangt weniger Aufwand.

In Ordnung sein und in der Ordnung bleiben

Die meisten von uns haben verlernt zu *sein*. Wir leben von morgens bis abends in einem mentalen Trubel. Die geistige Unruhe macht häufig vor den nächtlichen Stunden, wo der Schlaf zu seinem Recht kommen sollte, nicht halt. Das Mentale ist in dauernder Bewegung, unter einem ständigen Zwang. Nichts ist vor unserem besitzgierigen Zugriff sicher. Es hat sich eine Manie des Begreifen- und Ergreifenwollens gebildet, die uns dem Erlebnis des Augenblicks entfremdet. Der Materialismus ist eine Folge davon. Unsere Seele verödet unter diesem einseitigen, auf materiellen Besitz ausgerichteten Streben. Wir haben verlernt, uns ergreifen zu lassen. Yoga hat hier nicht nur ein Ziel anzubieten, sondern entsprechende Übung. Wer lernt, *in jeder Übung drin zu sein,* der baut das Seinserleben schrittweise auf. *Sein in jedem Augenblick* wird im Yoga erlernt. Es gibt Ziele des Yoga, die nicht leicht realisierbar sind und wozu Vorübungen erforderlich sind. So, wie es vielen nicht möglich ist, sofort anspruchsvollere Asana oder Pranayama zu vollziehen, so bedarf es auch in der mentalen Sphäre einer Vorbereitung. Yoga ist integral, das heißt, umfassend. Es ist absurd, sich vorzustellen, daß man beispielsweise nur mit den Asana oder nur mit der Meditation auskäme. Wer nicht gelernt hat, seinen Körper zu meistern, der wird auch im Mentalen nicht vorankommen.

Wenn Yoga erklärt, daß das individuelle Sein, das individuelle *Ich* im *Selbst* aufgehen kann im universellen, kosmischen *Sein,* dann ist das schwer verständlich. Die Verwirklichung des *Selbstes* in diesem Sinne führt über Stufen der Erkenntnis dessen, was das *Sein* wirklich ist. Dies beginnt im elementaren Dasein, im Gegenwärtigsein, im Hiersein. Wer nicht wirklich hier ist und dies mit vollem Bewußtsein lebt, der wird nie das Erlebnis des Samadhi haben können, das einen individuellen und einen kosmischen Anteil voraussetzt. Eine Verschmelzung meines ureigenen Seins mit dem transzendentalen Sein, aus dem meine Individualität stammt, beginnt mit jeder Yoga-Übung, ist in jedem Moment möglich, in dem ich mich um Bewußtheit der Aktualität des Seins bemühe.

Das Glück, zu sein, ist nicht jedem vergönnt. Betrachtet man die Gesichter der Menschen, hört man ihre Gespräche und Kümmernisse, dann fragt man sich allen Ernstes, wo das Glück geblieben ist. Begehrlichkeit, unstillbare Wünsche nach Besitz machen nicht glücklich. Yoga führt allmählich zu grundlegenden Erkenntnissen über den Sinn des Seins und eine Lebensform echten *Seins. Sein* ist emotionales Erleben. Gerade unsere Emotionen sind aber oft derart gestört und neurotisiert, daß wenig Menschen ohne Übung und Anweisung zurückfinden zu einem beglückenden Seins-Augenblick. Liegen wir nach einer guten Yoga-Stunde entspannt, emotional und seelisch harmonisch auf unserer Matte, dann kann man etwas von diesem Seins-Glück verspüren. Man möchte diesen Augenblick gar nicht beenden, weil man sich in diesem Zustand aufgehoben, gelöst und glücklich fühlt. Bedrängnis und Spannung sind abgebaut, Geborgenheit, Ruhe und Sammlung sind ins Bewußtsein eingekehrt. »Wie schade, daß die Stunde schon vorüber ist«, mag es dann heißen. Meine Empfehlung besteht nach einer guten Stunde oft darin, das Meditative, das perfekte Tun und Handeln in den Alltag herüber zu retten und sich immer wieder am Yoga zu orientieren. Man kann tatsächlich in der Haltung des Yoga leben, ohne daß man daraus herausfällt. Fällt man trotzdem, dann nicht mehr so tief, und man steht rascher und müheloser wieder auf. Yoga ist ein Lebensstil. Er führt zur Erkenntnis, daß wir in unseren täglichen Bemühungen und Ambitionen oft falsch orientiert sind. Wer Yoga praktiziert, dessen Bewußtsein wird von Wesentlichem erfüllt. Das Leben nach vorwiegend äußerlichen, materialistischen und egozentrischen Gesichtspunkten hat den Menschen hart, rücksichtslos und krank gemacht. Unsere Bewußtseinshaltung ist alles andere als klar. Sie wird durch Kleinigkeiten aus der Bahn geworfen, gestört und falsch gelenkt. Unsere Emotionen sind unausgeglichen und labil. Yoga macht beständig, dem Wesentlichen zugewandt. Physische und psychische Aggressionen werden besser ertragen und verarbeitet. Auch dieses Urteil wird einem von Schülern immer wieder zugetragen: »Ich bin nicht mehr so empfindlich, ich kann mehr vertragen, ich komme nicht mehr so leicht außer mir, ich nehme alles gelassener auf, kann die Schwierigkeiten besser verarbeiten.« Was Psychotherapie in langen Sitzungen erarbeitet, das bringen Menschen oft mit Yoga fertig.

Leben ist heute gefährlich geworden. Gefahr droht unserem emotionalen Leben, unserer geistigen und körperlichen Gesundheit und unserem Sterben. Weder zum Leben noch zum Sterben können wir das richtige Verhältnis finden, wenn wir das Wesen des Seins nicht voll in uns entwickelt haben.

Bedrohlicher Einbruch des Chaotischen

Der Urlaut *Om*, der im mantrischen Yoga eine zentrale Rolle spielt, kann als Modell der Ordnung betrachtet werden. Ich bin in Indien diesem Phänomen in Gesprächen mit Yogi, deren Bewußtsein weiter reicht als jenes eines gewöhnlichen Sterblichen, dieser Frage nachgegangen. Es wird angenommen, daß *Om* am Anfang stand, als die Schöpfung in Bewegung kam. Dieser Urlaut war erste Verdichtung einer Wirklichkeit, aus welcher die Welt hervorging. Befassen Sie sich mit dem *Om*, welches tief aus der Atmung heraus kommt, und Sie werden etwas von diesem Schöpfungsempfinden nachvollziehen können. *Om* mit seinen vibratorischen Wirkungen hat schöpferische Kraft und führt das Mentale in die Ordnung. *Om* ist uns überliefert und Teil des Yoga für jene, die ihr Bewußtsein in die Ordnung einschwingen lassen wollen. Materie und Bewußtsein, soweit wir sie mit unseren begrenzten Möglichkeiten fassen können, haben sich aus der Ordnung heraus gebildet. Steine, Kristalle, Knochen, Organsysteme, das Gehirn, jede Zelle, jedes Atom, das große Universum, der Kosmos haben ihre Ordnung. Unzählige mechanische, strukturelle, chemische, bioelektrische, mentale Ordnungen halten das Geschehen in Gang. Unser Leben wäre undenkbar, wenn wir es der Unordnung, der Desorientierung und dem Chaos anheimfallen ließen. Und doch sind wir zeitweilig auf dem Weg zur Desintegration und damit zur Unordnung. Diese Feinde der Gesundheit, des Wachstums von Körper und Seele führen letzten Endes zu Krankheit, Zerfall und Sterben.

Es sind in unserer sogenannten »Zivilisation« mehr als nur Ansätze für einen Strukturwandel anzutreffen, der aus der Ordnung herausführt. Jeder kennt diese »Mangelerscheinungen« an Ordnung, diese bedrängenden Ängste der Seele, die zu Krankheiten des Geistes führen, zu Neurosen in ihren zahlreichen Erscheinungsformen. Jeder hat früher oder später mit Anfechtungen der Unordnung, mit Krankheiten zu tun, wobei der Organismus sich nicht mehr zur Wehr setzen kann, um in der Ordnung zu bleiben. Knochen und Knochenstrukturen degenerieren, kommen in Unordnung. Bandscheibenschäden, Arthrosen, Knochenzerfall, Haltungsschäden sind die Folge, wenn mechanische und strukturelle Ordnungen versagen, sich nicht mehr zu behaupten vermögen. Tritt Unordnung in den chemischen Prozessen unseres Organismus auf, dann wird unsere chemische Fabrik versagen, das innersekretorische Drüsensystem seinen Dienst nicht mehr voll versehen. Die Folgen sind als Krankheiten bestimmbar. Das Individuum erlebt Unordnung des Organismus leidend als Begrenzung, Krankheit und Unfähigkeit. Die Funktionen von Körper, Geist und Seele entfallen der Ordnung und kommen nicht selten zu einem frühzeitigen Tod, wobei der Abnutzungstod immer häufiger seine Opfer fordert.

Unordnung ergreift vom Menschen nicht nur durch organische

Krankheiten Besitz, sondern auch in der Form eines frühzeitigen Verbrauches der Kräfte, beispielsweise durch Streß. Mangel an Erholung und Entspannung sind schuld am Streß. Unfähigkeit, den vielfältigen täglichen Verantwortungen gerecht zu werden, das Gefühl dauernder Überforderung, Angst, nicht zu genügen, sind seelische Ursachen von Streß. Langsam, aber sicher frißt sich die Überforderung in Körper und Geist fest und setzt Unordnung, Zwang, Angst und Depression. Kraft und Energie werden im Übermaße herausgefordert und nicht derart regeneriert, daß dem Individuum eine Chance bliebe, gesund zu überleben. Jedermann ist mit diesem Teufelskreis bekannt, und doch kommen sehr viele nicht lebend aus ihm heraus. Eigentlich merkwürdig für ein Individuum, das sich selber als die klügste Kreation des Kosmos hält! Wir tun gut daran, uns an alten Wissenschaften, wie Yoga und Akupunktur, zu orientieren. Hier ist über Energetik mehr ausgesagt als in modernen Abhandlungen. Vor allem geben sie mehr hinsichtlich der Methoden, welche den Menschen in der Ordnung halten. Die Anweisungen des Achtfachen Pfades des Patanjali sind unübertroffen, eine Hygiene und Prophylaxe für Körper, Geist und Seele. Yama, Niyama, Asana, Pranayama, Pratyahara, Dharana, Dhyana, Samadhi. Hier ist alles drin, wessen der Mensch bedarf, um in Ordnung zu bleiben oder in Ordnung zu kommen.

Die Akupunktur gibt eine Ordnungstherapie als energetische Heilkunde auf der Basis des Yin und des Yang, diesen beiden polaren Kräften, ohne deren harmonisches Funktionieren Gesundheit und Entwicklung nicht möglich sind. Eine Störung der Ordnung zwischen Yin und Yang bedeutet Krankheit und letzten Endes Tod. Das Große an diesen Methoden ist die Tatsache, daß diese Heilkunden auf den Grundsätzen der Natur aufbauen, daß sie eine naturphilosophische Basis haben und sich daran halten, wenn sie Heilung anbieten. Wie weit sind wir vom Natürlichen abgerückt! Wie oft vertreiben wir nur die Erscheinung einer Krankheit mit Mitteln, welche den Organismus anderweitig schädigen? Es fehlen weiterum die Erkenntnisse der großen Zusammenhänge, in die der Mensch mit Krankheit und Gesundheit hineingestellt ist, und damit auch die Mittel einer *echten* Heilung, eines wirklichen Heilens.

Wie schlecht achten wir hinsichtlich der Umweltgestaltung schon beim Kind auf ein Vermeiden des Krankmachenden! Wie sehr ist es uns zur zweiten Natur geworden, uns der aggressiven Umwelt und den unnatürlichen Lebensbedingungen einfach kritiklos hinzugeben! Das Kränkende und Krankmachende wird zugelassen und tut seine Wirkung jede Stunde des Tages und der Nacht. Wir haben nicht ganz ein Jahrhundert gebraucht, um aus unserer Umwelt ein Chaos zu machen, das uns in Schmutz, Lärm und Unordnung zu ersticken droht.

Yoga tut viel, um uns gegen diese Aggressionen des Kränkenden zu immunisieren, um dem Sog der Degeneration und der Unordnung entgegenzuwirken, damit wir aus der Tretmühle der Problematik herauskommen. Yoga lehrt, wie geübt werden kann, um in der Ordnung zu bleiben. Sammlungsübung und Entspannung sind bessere Mittel zum Aufbau der Kräfte als eine Pause mit einer Zigarette, einer Tasse Kaffee oder minderwertigem Musiklärm. Yogahaltungen wirken echt auf die innere Ordnung, einen gesunden Kräftehaushalt und bergen keinerlei Gefahr in sich, wie etwa Aufpeitschmittel und Medikamente. Pranayama und Meditation bringen Ruhe und Harmonie in Geist und Seele. Eigentlich ist es schwer verständlich, warum diese Yoga-Methoden noch nicht allgemein als echte und einfache Hilfe Platz gegriffen haben. Ohne Yoga als Allheilmittel darstellen zu wollen, muß doch mit aller Deutlichkeit gesagt werden, daß manches Leiden und viel Leid vermieden werden könnten, wenn die Einsicht in diese großartige Lehre verbreiteter wäre. Glücklicherweise ist die Yoga-Welle im Kommen, und es ist zu hoffen, daß sie die Welt mit ihrem ordnenden Prinzip zum Wohl des Menschen immer mehr erfaßt.

Eine unnatürliche Lebensführung, fordernde Arbeit, dauernder Einsatz ohne echte Entspannung, wenig Schlaf, viel Ärger, künstliches Aufpeitschen des Organismus, falsche und übermäßige Ernährung sind als krankmachende Faktoren bekannt. Warum nicht Yoga betreiben, um gesund zu bleiben? Warum nicht dem Geist und der Seele täglich ihre Zeit der Ruhe und Entspannung, der Sammlung und der Ordnung mit einigen Minuten der Meditation gönnen? Wer dem seelischen Organismus seine Geborgenheit nicht schafft, der muß damit rechnen, daß er außer sich kommt, daß feindliche Umweltbedingungen zu problemvollen Störungen werden. Eine dem Streß ausgesetzte Seele verändert sich, sucht nach Abwehrmechanismen und Auswegen, die nicht selten zu Neurosen werden. Unangepaßte Reaktionen auf Umwelt und Menschen sind die Folgen. Das Leben kann mit einem kranken Geist nicht mehr gemeistert werden. Glaube und innere Geborgenheit gehen verloren, die natürliche Selbstsicherheit und der Friede fallen dahin, die Existenz wird problematisch.

Wir müssen lernen, selektiver zu werden und zwischen dem Krankmachenden und dem Gesundmachenden bewußter zu wählen. Wir müssen Entsprechendes tun oder lassen. Halten wir uns an die Yoga-Anweisungen, und vieles wird besser, sehr vieles tritt gar nicht ein, was unsere Ordnung stören könnte. Bevor wir an den Punkt kommen, wo wir endgültig eingestehen müssen: »So geht es nicht weiter«, sollten wir umkehren und Einkehr halten. Lassen wir es nicht so weit kommen, daß wir am Ende einsehen müssen, daß wir ein Leben lang falschen Zielen nachgerannt sind, uns verbraucht und dabei nichts Wesentliches gewonnen haben. Ein Leben ohne inneren Fortschritt bleibt unerfüllt.

Seit der Begegnung mit meinem Guru Swami Nityananda Saraswati in Indien bleibt mir einer seiner Kernsätze im Bewußtsein: »Es ist ein großes Privileg, eine menschliche Geburt zu erlangen.« Ich möchte hinzufügen: »Und es ist Aufgabe des Menschen, alle Möglichkeiten, die ihm mit dieser Existenz gegeben sind, auszuschöpfen, sein Bewußtsein zu erweitern und seine Gesundheit zu erhalten, damit er in der Ordnung bleiben und den Weg seinen Gaben gemäß gehen kann.«

Entspannung als Überlebenschance

»Entspannen Sie Ihren Körper, jeden Muskeln, jede Faser, jede Zeile, bis Sie ein Gefühl des Strömens und der Wärme im Organismus empfinden. Denken Sie nichts, machen Sie sich völlig frei von jeglichem Denkzwang und suchen Sie innerlich ganz ruhig zu werden, bis Ihr Bewußtsein still ist.« Das sind Anweisungen für den Beginn einer Yoga-Stunde. Ich sehe darin für jeden Schüler die Chance, daß er in Ordnung kommen kann, wenn er völlig losläßt. Der Alltag bringt den Menschen in hunderterlei Spannungen, Verspannungen und Verkrampfungen und hält seine Opfer fest im Griff. Wenige sind es, die aus dieser Spannung wieder von sich aus herausfinden. Zu viele versuchen es mit falschen Mitteln, die ihnen die Verbrauchswirtschaft einhämmert: Aperitif, Alkohol, Zigarette, Stimulanzien, Drogen . . . Dabei gibt es nichts Natürlicheres für eine ordnende Entspannung als *Ruhe und Schlaf*. Wer sich in der Technik der Entspannung regelmäßig übt, kann binnen Sekunden oder Minuten abschalten. Wenn abgeschaltet ist, regenerieren sich Kräfte rasch, sofern man nicht jahrelangen Raubbau an sich selber getrieben hat. Niemand kann erwarten, in Stunden wieder herzustellen, was er jahrelang systematisch mißachtete und zerstörte. Es braucht Ausdauer, um durch Entspannung Kraft aufzubauen. Tägliche Übung im Yoga bringt rasche Ergebnisse. Der Alltag fordert unsere Kräfte heraus, verbraucht Muskelkraft, nicht selten bis zur Verkrampfung durch einseitige Beanspruchung. Nervenenergie wird gefordert, oft über die Leistungsfähigkeit des Geforderten hinaus, oft bis zum Zusammenbruch der geistigen Kräfte. Aktion, Reaktion, Leistung, Ansprüche, Anspannung, Verantwortung, Pflicht, das ist das tägliche Lied der Streß-Situationen. Nicht jeder übersteht den Streß schadlos. Zu viel Energie wird angefordert, und oft versagen die Kraftquellen, sie geben ihren letzten Rest hin, und dann folgt der Zusammenbruch. Man hat vergessen, beizeiten zu regenerieren, zu entspannen, zu ruhen. Man hat vergessen, daß Leben ein Wechsel zwischen Spannung und Entspannung ist und daß zwischen diesen beiden Polen ein Ausgleich stattfinden muß, wenn Kraft und Leben erhalten bleiben sollen. Yoga gibt hier in seinem Aufbau ein klassisches Beispiel. Einsatz = Asana oder Körperhaltung. Entspannung = Yoga-Entspannung von Körper, Geist und Seele. Spannung im Aufbau einer Stellung (dynamische Phase) und Entspannung in der statischen Endstellung. Kurze Phasen der Entspannung zwischen jeder Asana geben den Stellungen ihren vollen Wert.

Wie verschieden von diesem Idealfall verläuft unser Alltag in der Regel! Hier ist kaum die Rede von einer Zwischenentspannung, außer vielleicht in einer Pause, meist in einer falsch genutzten Pause. Wer kennt nicht die verrauchten, lärmigen, ungesunden Pausenräume vieler Betriebe, wo Mitarbeiter für einige Minuten regenerieren und entspannen sollten. Was für ein Unsinn, wenn man sich dies genauer überlegt! Wer nicht raucht, der wird durch dichte Rauchwolken belästigt und in einer freien Atmung behindert. Auch der angebotene Kaffee ist ein falscher Helfer, der eher schadet als nützt. So wird eine falsch genutzte Pause nicht zur Erholung, sondern zur Belastung des Organismus. Von der Verbringung der Freizeit, der Wochenenden oder der Ferien im Sinne einer Entspannung könnte viel berichtet werden.

Entspannung ist ein Teil der Ordnung. In der integralen Entspannung von Körper, Geist und Seele findet der Mensch zur Ordnung, deren er so dringend bedarf. Wer im Yoga geübt ist, kann jederzeit und überall Kraft regenerieren. Viele erlangen nach wenigen Übungsstunden die Fähigkeit, sich ganz der inneren Ordnung zu übergeben. Ich lasse tiefer gehen und noch besser entspannen, wenn Schüler Schwierigkeiten haben, zu sich zu kommen. »Jede Zelle hat ihre Ordnung, jedes Organ funktioniert nach einem Ordnungsprinzip. Suchen Sie sich ganz dieser inneren Ordnung hinzu-

geben.« Der Lehrer soll hier geradezu herausfordern und dem
Schüler nachhaltig den Weg zeigen. So kann Yoga optimal wirken.
Was für ein Chaos ist hier aber bei vielen Menschen zu überwinden,
was für Hindernisse sind auszuräumen, bis die Ordnung fühlbar
und erlebbar wird! Dann aber geht es mit freiem und sicherem
Schritt den Yoga-Weg entlang mit Asana und Pranayama.

Haltung im Yoga = Haltung im Alltag

Darstellungs- und Ausdrucksmöglichkeiten im Yoga sind von großer Bedeutung. Es ist bedauerlich, daß darüber wenig gesprochen
wird und daß der Schüler in dieser Übung des Wesens so wenig drin
ist. Eine Intensivierung des Erfahrungsbereiches der Asana als
Selbstdarstellungs- und Selbsterlebensmöglichkeit ist zu wün-
schen. Dabei geht die Aufforderung besonders an die Yoga-Lehrer,
daß sie den Klassen mehr darüber sagen, wie der Einzelne dem
Ausdrucksgehalt und dem Ablauf der Asana näherkommen kann.
Die Formung von Bewußtsein, Willen und Haltung durch Yoga-
Übung gehört zum Wesentlichen, was Yoga zu bieten hat und
wodurch die mentale Sphäre des Übenden erfüllt und gestaltet wird.
Es ist für mich immer wieder eindrucksvoll, wenn ich vor einer
Klasse stehe, die gemeinsam eine Asana, wie beispielsweise den
»Baum«, darstellt. Es scheint mir dann selbstverständlich, dem
übenden Menschen die Symbolik, den wesentlichen pantomimischen Gehalt der Übung mitzuteilen. Wie der Baum reglos dasteht,
gesammelt in seiner senkrechten Achse und im Gleichgewicht,
unbewegt auch von der Unruhe störender Gedanken, die das
Gleichgewicht beeinträchtigen und die Übung frühzeitig abbrechen
könnten. Gleichgewicht und Unbeweglichkeit formen hier das
Bewußte und Unbewußte. Die Wirkungen zeigen sich in der Wie-
dererlangung des inneren Gleichgewichtes, wenn die Übung lange
genug und korrekt ausgeführt wird. Der Wille ist herausgefordert
und erfährt Formung durch den »Baum«: senkrecht stehen, stehen-
bleiben, sich zum Himmel recken und fest in der Erde verwurzelt
sein, bis die Übung bewußt (und nicht durch eine innere oder äußere
Störung des Gleichgewichtes) abgebrochen wird. Während der
Übung durchströmt die Pranakraft den »Baum« von oben nach
unten. Ein deutlicher Strom wird vom Geübten verspürt, wie er
durch Finger und Hände einstrahlt, durch den Körper fließt und sich
über die Füße dem negativen Pol der Erde mitteilt. Das Unten ist mit

dem Oben verbunden, und der Übende steht gerade in dieser Stellung als klassisches Symbol des Zen: Mensch zwischen Himmel und Erde. Was für eine Einbuße, wenn dieses Wesen und Wesentliche beim »Baum« nicht erlebt und verinnerlicht wird!

Hier haben wir den deutlichen Unterschied zwischen Yoga, Gymnastik und Sport. Obschon letztere auch Selbstdarstellungsmöglichkeiten sind, werden diese intensiven inneren und psychologischen Zugänge kaum eröffnet und auch nur schwer oder gar nicht möglich. Der bewußte und lebendige Anteil des Drinseins in der Asana ist für ihre Wirkung ausschlaggebend. Oft entlasse ich meine Klassen mit dem Rat, die innere Yogahaltung nach der Stunde in den Alltag zu tragen und beizubehalten bis zur nächsten Stunde. Der Grad des Gelingens dieser Haltung entscheidet über Wesentliches im Alltag. Nutzen wir die Chance, durch Yoga dem Wesen, uns selber und den transzendentalen Wahrheiten näherzukommen! Das ist echte Arbeit an sich selber, wirklicher Fortschritt auf dem Weg. Wenn ich rückblickend Rato Rimpoché, den Meister, den mir der Dalai Lama von Tibet als Lehrer gab, mit seiner Katze auf dem Schoß im Lotossitz sehe, wenn ich mir vergegenwärtige, wie er den Tee zubereitete, Dinge herbei- und wegräumte und dabei aus dem innersten Wesen heraus das tat, was richtig war, dann geht mir dabei immer wieder ein Licht auf. Man wird sich bewußt, wie wenig man vom echten Wesen der Arbeit und des Lebens verstanden hat und wie wenig man »drin« ist. Wie sehr kommt man immer wieder außer sich, weil man die richtige Haltung zum Alltäglichen nicht gefunden hat, weil sie nicht aus der Mitte herauskommt und weil sie sich nicht mit dem transzendentalen Willen deckt. Lernen wir mit den Asana Haltung!

Rato Rimpoché *lebt und ist in einer echten Haltung*, er ist im Tun er selber. Das ist menschliche Größe, die einzig und allein aus der Haltung heraus erwächst. Sie ist integriertes Sein im transzendentalen Wirken, also echte Wirk-lichkeit. Und diese Wirklichkeit meine ich mit der Yoga-Übung. Dieses Wirken trifft das Wesentliche. Asana sind für mein Gefühl der Natur abgelauscht, der Kreatur auf allen Stufen der Entwicklung, insbesondere Tieren und Pflanzen. Die Namen der Asana stammen daher: Baum, Kobra, Heuschrecke, Fisch, Löwe, Kuhmaul, Diamant, Lotos usw. Sollen wir diesen Gehalt nicht leben, wenn wir Asana werden? Es sind zusätzliche Kraftquellen, zusätzliche Bilder, die unserer Imagination helfen, ganz inne zu werden dessen, was durch Übung werden soll. Das Erlebnis des Yoga wird über diesen Zugang wesentlich und reich. Vergessen wir nie, im Sinne des Pantomimischen »drin« zu sein in dem, was wir tun; werden wir selber zur Übung! Die Menschen, welche Yoga seinerzeit geschaffen haben, wußten mehr um das Wesen des Natürlichen, sie waren ihm näher und hatten zweifellos weniger Mühe, all dies zu erleben. Für uns ist es ein »Zurück« zu Wesen und Ursprung der Asana. Es ist ein lehrreicher Weg. Nachvollzug ist hierbei alles.

Asana oder Haltung ist Form, Prägung, Inhalt und nicht einfach »Übung« im oberflächlichen Sinne. Wenn Yoga eine kontrollierte, perfekte, gelöste, harmonische Asana verlangt, dann wissen wir jetzt wozu. Wir sollen uns von diesen wertvollen Möglichkeiten erfassen und gestalten lassen. Es gibt keinen Unterschied zwischen der Übung selber und dem Übenden. Es ist eine Einheit, eine Identität zwischen dem, was ausgedrückt werden soll, und dem Ausübenden. Daher ist es verhältnismäßig leicht, sich vom Yoga her im Bereich des Psychosomatischen beeindrucken und regulieren zu lassen. Es wäre um unsere geistig-seelische und körperliche Gesundheit besser bestellt, wenn wir mehr auf die Yoga-Übungen horchen und achten würden. Die prägende Haltung der Asana ist in jeder Übung drin. Ich erwähne hier die Haltung der Wirbelsäule, dieser wichtigen Achse des Organismus. Yoga richtet dieses Instrument gerade, was besonders im Sitzen wichtig ist. Die Haltung der Wirbelsäule bestimmt die Haltung des ganzen Menschen. Wer gerade geht, der sagt etwas anderes aus als wer gebückt, geknickt, nachlässig oder krumm geht. Die Rückwirkungen des Äußeren auf das Innere sind bekannt und dürfen nicht vernachlässigt werden. Wer Yoga macht, spürt, daß er nach einer Stunde innerlich und äußerlich gerichtet ist.

Horchen wir also mehr hin, was auch die einfachste Asana uns zu sagen und zu geben hat. Wer einigermaßen dafür sensibilisiert ist, hat gemerkt, daß hier eine reiche Quelle fließt, an die er sich anschließen kann. Umgang mit Asana ist Umgang mit sich selber und seinen besten Kräften.

Die volle und konzentrierte Hinlenkung des Bewußtseins zu dem, was man im Yoga tut, ist Voraussetzung dafür, daß Wesentliches geschieht. Es werden die körperlichen Wirkungen um so intensiver, die Aktivierung der Tschakra um so besser gelingen, wenn das Mentale mit dabei ist. Psychische Bereiche werden von der Übung ebenso gestaltet wie körperliche. Die Seele bleibt nicht unbeteiligt, wenn sie derart angerührt wird. So erklärt es sich, daß Menschen mit Depressionen durch Yoga oft nach kurzer Zeit aus dem Dunkel herauskommen und zuversichtlich werden, daß Gehemmte Selbstbewußtsein durch Haltung finden, daß Konzentrationsschwierigkeiten weichen und einem klaren Kopf Platz machen, daß Gedächtnis und Wille gestärkt werden. Kennt man die Zusammenhänge, dann versteht man, daß Yoga eben auf diese Weise wirken *muß* und daß dahinter keinerlei Geheimnisse und nichts Unerklärliches zu suchen sind.

Von besonders eindrücklicher Wirkung sind die Mudra mit ihrem starken symbolischen Ausdrucksgehalt. Es sind dies Gesten von Körper und Hand, die das Bewußtsein prägen. Hand-Mudra sind bekannt für Meditationsstellungen. Sie sind z. T. dargestellt in den Buddha-Statuen, welche die Entwicklung des Bewußtseins charakterisieren. Der Buddha, der mit der Hand die Erde berührt, will damit sagen, daß er erdhaftig, erdverbunden, menschlich ist. Die Hand des Buddha in der zweiten Stufe besagt, daß er sich liebend dem Nächsten zuwendet und ihm daher die Hand zukehrt. Die dritte Stufe zeigt ihn meditativ. Eine Handfläche liegt in der anderen. Hier löst er sich aus der körperlichen Sphäre heraus und betritt in der Meditation den geistigen Pfad. Die Handfläche der erhobenen Hand dem Betrachter zugewendet, spricht eine deutliche Sprache dessen, der die Ängste und Nöte dieser Welt durch Meditation überwunden hat, der ganz ins Geistige eingetreten ist. Und in der letzten Stufe zeigen beide Hände die Geste inniger Verschmelzung aller Gegensätze, das Männliche im Weiblichen, das *große Eine* in der Einschmelzung und Integration aller menschlichen Möglichkeiten in einem überbewußten Zustand.

Gerade dieser Buddha-Weg des Bodhisattwa (Schüler auf dem Weg) ist ein leuchtendes und herrliches Beispiel dessen, was Mudra, Gesten, Haltungen an Aussagekraft in sich schließen. Es ist hiermit die vollständige Bewußtseinsentwicklung auf die einfachste Weise dargestellt, die man sich vorstellen kann. Solcher Zugang ist leider vielen Schülern verschlossen, weil entsprechende Erläuterungen ausbleiben. Yoga gibt unvergleichlich mehr, wenn man tiefer forscht und sein Bewußtsein ganz in die Haltungen hinein gibt.

Yoga zeigt einen Weg, das Bewußtsein stufenweise zu entwickeln. Man spricht von einem Evolutionsprozeß des Bewußtseins.

Das Schöpferische und Ekstatische im Yoga

Schöpferisch ist der Mensch dann, wenn er echte Werte und Wahrheiten zu gestalten vermag. Kreativität hat einen persönlichen und einen unpersönlichen Anteil. Diese beiden Anteile zusammen gestalten eine Einmaligkeit, ein Original. Der persönlichen Darstellungskraft muß sich ein transzendentaler Anteil verbinden, der aus dem Unbewußten, aus Urbildern (Jungs Archetypen) stammt. Ist der Schaffende an das Transzendentale angeschlossen, fließt der kreative Strom durch ihn hindurch und gewinnt Gestalt in Wort, Bild oder einem andern Ausdruck. Es kann jeder Akt, auch ein alltägliches Tun, kreativ sein, wenn es diesen Voraussetzungen entspricht. Im Kreativen äußert sich eine starke Kraft, die zur Darstellung drängt. Schöpferische Menschen leben in einem ekstatischen Zustand, wenn diese Macht durch sie hindurch spricht. Sie sind nicht eigentlich sie selber, sondern ein »durchlässiger Leiter« für etwas, das durch sie zum Ausdruck kommen will. Je mehr das *Ich* dabei hintergründig und bloß als Akteur für eine Idee funktioniert, um so stärker und unverfälschter kommt das Kreative zum Ausdruck. Wir sind hiermit auf dem Yoga-Weg angelangt, wo das *Selbst* stark wird und das *Ich* aufgegeben ist. Fortgeschrittene Yogi – es gibt deren viele im Westen – haben gelernt, loszulassen und sich dem Transzendentalen zu verbinden. Sie sind schöpferisch geworden, und ihre Übung wird kreativ. Yoga ist in jedem Falle in der Darstellung und Gestaltung der Übung schöpferisch. Was in der Persönlichkeit reif ist zur Äußerung und Darstellung, das kommt in der Übung und Ausübung des Yoga zum Durchbruch. Fällt das Intentionale, das Gewollte weg, dann werden Geist und Hand des Übenden in erstaunlicher Weise kreativ. Schriftliche, mündliche, farbliche, formliche Gestaltungskraft kommt in eine überraschend aktive und gültige Form, zu einer Aussage, die überzeugt.

Es werden durch Yoga Kräfte aktiviert, deren sich der Träger meist nicht bewußt war. Bilder tauchen in ihm auf, die er nie vermutete. Kraft und Bild kommen aus der unbewußten Transzendenz und finden Darstellung und Formulierung. Werden die darstellenden Elemente zusätzlich geschult, etwa die Hand, das Stimmorgan, die Verwendung von Farben und anderen Materialien, dann entstehen Werke von hohem künstlerischen Wert und Niveau. Die Ich-Stufe wird von solchen Künstlern weit hinter sich gelassen, und ihre Werke beginnen gerade deshalb zutiefst anzusprechen und zu überzeugen. Was manche Künstler vergeblich in ehrgeizigem Streben forcieren wollen und nicht schaffen, das fällt jenen zu, die meditativ den kreativen Prozeß aus einem transzendentalen Erleben heraus zulassen.

Die Ergriffenheit von Darsteller und Betrachter ist ein Gradmesser für die Echtheit der Aussage im Kreativen. Die Ergriffenheit im Yoga ist ein Gradmesser für die Echtheit der Bemühungen des

Schülers. Wer an die Transzendenz angeschlossen ist, der ist zutiefst ergriffen und erlebt dort, was nur jenem widerfährt, der loslassen gelernt hat. Man kann von Gnade sprechen. Sie wird jenem zuteil, der ihrer würdig ist und der sich darum bemüht hat. Je weniger die Reflexion mit im Spiel ist, um so stärker ist einer angerührt vom kreativen Prozeß. Es beginnt aus ihm hervorzubrechen, worüber er kaum Bewußtheit hatte. Er stellt dar, was sich seinem inneren Auge kundtut, und zwar mit einem Engagement, das an Ekstase grenzt. Keine Macht der Welt kann in solchen Momenten den Schaffenden daran hindern, das zu tun, was ihm zufällt. Solches kann auch für die einfachste Arbeit zutreffen, die für den Unergriffenen eine Last, für den Ergriffenen eine Handlung von kultischem, meditativem Gehalt ist. Passion erfaßt den kreativen Menschen, und er fühlt die Führung der großen Macht in sich. Hier fällt mir wieder ein Wort meines tibetischen Lehrers ein: »Für mich ist jede auch noch so einfache tägliche Arbeit eine Meditation. Ich verrichte sie mit voller Andacht, mit Hingabe und so perfekt als möglich.«

Den meisten von uns ist das Spontane verlorengegangen. Wir können nicht mehr stille sein und hinhören auf das, was sich durch uns darstellen will. Kinder erleben auf dieser unreflektierten Stufe. Sie sind in allem, was sie tun, ganz drin, ganz sie selber, schöpferisch und spontan. Ohne durch das Bewußtsein gehemmt zu sein, schaffen sie Dinge von erstaunlich hoher kreativer Aussagekraft.

Echte Kreativität wächst aus der Stille. Hinhorchen-Können ist Voraussetzung für schöpferisches Tun. Und wo lernt man dies besser als im Yoga? Kundalini-Yoga geht weit, indem es die schöpferischen Zentren gezielt bewußt macht und aktiviert. Gerade in dieser Form des Yoga liegt eine Quelle zu schöpferischem Tun, wie sie kaum in irgendeiner andern Übung anzutreffen ist. Das Erwekken von Kundalini ist direkter Zugang zum Kreativen.

Bewußtseinsevolution im Meditations-Erleben

Wie gelangt man zu Pratyahara, Dharana, Dhyana, Samadhi?

Aus dem ganzen Yoga-Bereich sind die Probleme, die mit der Meditation zusammenhängen, die am schwierigsten faß- und beschreibbaren. Was in Worte gefaßt werden muß und kann, ist die äußere Form. Es handelt sich um Richtlinien und Grundsätze, um einige Vorschläge für Meditation, die ich teils aus persönlichen Lehren von Meistern übernehmen konnte und die teils aus der Literatur bekannt sind. Der Zugang ist durch mündliche Belehrungen unmittelbarer.

Wenn wir meditieren wollen, müssen wir uns darüber klar sein, daß Meditieren nicht in erster Linie ein aktives Tun bedeutet, sondern daß gerade hier ein Loslassen unbedingte Voraussetzung ist. Dieses Loslassen an sich ist schon ein wesentlicher Erfolg der Meditation, weil es eine Entspannung des Bewußtseins erlaubt. Um dieses Loslassen zu einer wirksamen Realität werden zu lassen, muß die Stufe des im Sanskrit mit Pratyahara bezeichneten Bewußtseinszustandes erreicht werden. *Pratyahara* meint, daß sich der nach Meditation Strebende völlig von jeglichem Umwelteinfluß loslösen muß. Die Sinne als Eingangstore äußerer Eindrücke werden abgeschaltet, das Mentale nach außen abgeschirmt. Dies in der Erkenntnis, daß der Mensch, der an Sinneswahrnehmungen gebunden ist, für die Meditation nicht frei ist. Gesehenes zum Beispiel erzeugt geistige Aktivität und Vorgänge, die nicht zur Meditation geeignet sind. Dasselbe gilt von allen Sinneseindrücken, eingeschlossen der Tastsinn. Darum ist es auch nötig, einen Sitz zu wählen, der während der Zeit der Meditation zwanglos eingehalten werden kann. Wer dazu nicht in der Lage ist, nehme einen Stuhl und setze sich aufrecht, ohne sich anzulehnen. Die Hände liegen lose auf den Oberschenkeln. Unter solchen Voraussetzungen kann körperlich-geistig-seelische Ruhe eintreten, die zur Meditation und zur inneren Ordnung führt.

Physiologisch ist eine Ruhigstellung des Organismus, die einer Entspannung mit hohem Wachheitsgrad des Mentalen ähnlich ist, wesentlich. Zur eigentlichen Yoga-Entspannung besteht ein Unterschied. Meditieren ist keine reine Entspannung des Geistes, kein schlafähnlicher Zustand, sondern eine Wachheit höchsten Grades. Das Bewußtsein strebt in der Meditation zu einer Spitze der Sammlung, zur Klarheit und kristallklaren Schärfe, welche in einer Entspannung nicht angestrebt wird. Loslassen von allem, was den Geist beschäftigt und tyrannisiert, ist für das Bewußtsein eine große Wohltat. Das Nervensystem ruht. Jede Aktivität, wie sie über die sensorischen und motorischen Nervenbahnen sonst ununterbrochen in Tätigkeit ist, hört auf. Die auseinanderstrebenden Bündel von Bewußtseinsinhalten werden in dieser Vorübung auf das Erleben in der Meditation fokussiert. Die geistigen Kräfte werden gesammelt und stark zum Vorstoß in *einer* Richtung

Streß, Konzentrationsschwierigkeiten, Denkunvermögen, Zerstreutheit, Depression, Müdigkeit, Angst, Zwänge und Probleme entstehen aus einer Überforderung des Mentalen. In der Meditation bietet sich eine echte, reale Hilfe an, die dem Überforderten und Überreizten Einkehr in die Ruhe ermöglicht. Werden alle Kräfte auf einen einzigen Punkt der Konzentration gerichtet, dann wird dieser Strom stark und klar. Man läßt alles los, was störend wirken könnte. Man ist nicht mehr zugreifend, nicht mehr auf Empfang über die Sinnesorgane eingestellt, sondern auf Empfang aus dem Innern. Es ist nicht das weltliche Getriebe, das zum Meditierenden spricht, sondern er stellt sich ganz auf Verinnerlichung ein.

Diese Haltung während längerer Zeit entscheidet über die Erfolge in der Meditation. Wenn ich dabei etwas *will*, dann ist dies falsch. Mein Wollen darf sich nur auf das Loslassen und das Horchen nach innen richten, und dann beginnt der eigentliche Prozeß der Meditation von selber anzulaufen. Dies ist die zweite Phase der Meditation, die hier der Klarheit halber verbal formuliert wird, in der Meditationspraxis aber eine Einheit mit den anderen Stufen bildet. Das Wort dafür ist *Dharana* oder Konzentration.

Die Erlebensmöglichkeiten während der Konzentrationsphase beinhalten Vertiefung und zeitliche Ausdehnung des Sich-Herauslösens aus dem Störenden. Der Weg nach innen und zu sich wird fortgesetzt. Psychosomatische Wirkungen mögen in einer Umstimmung im Bereich der körperlich-geistig-seelischen Energetik liegen. Es ist nicht falsch zu behaupten, daß jeder Mensch täglich einiger Minuten des Ausschaltens sämtlicher umweltbedingter Einflüsse bedarf, damit der seelische Organismus auf Ruhe gestimmt werden kann. Während der Phase des Dharana gebe ich meinem Wesen die Chance, Spannungen abzubauen und in einem Zustand des Aufgehobenseins, der Geborgenheit zu verharren, zu *sein*. Emotionale Spannungen, die während des Alltags aufgebaut werden und zu weitschichtigen Verkrampfungen führen, sind Anlaß zu zahlreichen psychosomatischen, besonders vegetativen Störungen und Krankheiten. Asana zielen auf eine Entkrampfung des Körperlichen ab. Pranayama bewirkt eine Lösung seelischer Verkrampfungen. Meditation kann den Bereich des Intellektes und des Geistes richten und von einem Zustand der Dauerspannung (teilweise auch während der Nachtstunden) lösen und erlösen.

An die Phase des Dharana schließt sich übergangslos jene des eigentlichen *Dhyana* an. Hier kann der Meditierende völlig frei werden von allen Zwängen, Vorstellungen und Bindungen. Der Abbau der Spannungen im ganzen Bereich des Organismus und der Persönlichkeit erstrebt Vollständigkeit. Probleme, Sorgen und

Nöte, die der Alltag und das Leben bringen, schmelzen in dieser Phase zusammen und werden, mindestens während der Zeit der Meditation, irrelevant und wirken nicht mehr als kränkende Störfaktoren. Jede Präokkupation des Geistes ist ausgeschaltet, und es kehrt Ruhe ins Mentale ein. Die körperlichen Folgeerscheinungen einer seelischen oder geistigen Fehlhaltung scheiden aus. Atmung, Herztätigkeit und andere Vitalfunktionen verändern sich im Sinne einer Normalisierung und Harmonisierung. Schon in den kurzen Perioden eines Ausspannens regenerieren sich Nerven- und Körperkräfte. Dieser Zeitbereich bietet dem Organismus und der Persönlichkeit *die* Chance zur Umstimmung. Wird sie zur täglichen Gewohnheit, einer guten Gewohnheit, dann entsteht eine Möglichkeit zur Genesung.

Während des Alltages besteht die Gefahr, und sie wird für viele Menschen zu einer unabwendbaren Tatsache, daß sie sich schicksalhaft mit ihrer Problematik, mit ihren Leiden identifizieren, sie als zu ihrer Existenz gehörend betrachten. Viele können ohne das Verhaltensschema und den Automatismus des Krankmachenden gar nicht mehr leben. Der Mangel an Möglichkeiten, zu sich zu kommen, in Ordnung zu kommen, ruhig zu werden und nach innen zu horchen, ist aufsehenerregend. Wenige sind es, die zur Selbsthilfe greifen und gelernt haben, ihren Problemen und Krankheiten bewußt und selbstbewußt zu begegnen und sie zu steuern. Man hat gelernt, mit seinen Schwierigkeiten zu überleben, meist aber für einen Preis, der nicht im Verhältnis steht zu den Leiden, Risiken und Begrenzungen, die dafür in Kauf genommen werden müssen.

Meditation führt direkt in die innerweltliche Ordnung und bietet eine große Chance, daß sich das Individuum in seiner eigenen Ordnung selber findet. Bedingung ist die Ausübung des integralen Yoga. Wer seit Jahren Yoga betreibt, kann nicht umhin, festzustellen, daß er in eine Ordnung hineinpendelt, die ihm vorher unbekannt war. Kleine und große Nöte und Alltagserscheinungen, die krankmachend und kränkend sind, verschwinden und tauchen nicht wieder auf. Hier hat sich die Umstimmung vom Krankmachenden zum Gesundmachenden vollzogen. Das Kränkende ist dem Heil gewichen. Dies erfahren Yogaschüler meist progressiv, während sie in die Yoga-Übung hineinwachsen. Anfälligkeiten für aggressive Umweltfaktoren nehmen ab, die Abwehrkräfte werden stark, die Gesundheit wird gefördert und systematisch aufgebaut. So kommt es, daß ein Yogi weit unter der normalen Krankheitsanfälligkeit liegt.

Ich habe die Chance des Sich-Findens in der Ordnung hier

absichtlich nochmals wiederholt, obschon sie auch ein Grundprinzip der Asana ist. Ordnung geht durch den ganzen Yoga. Dieses Gesetz in jeder Minute während der Übung zu erfahren und dem Bewußtsein durch geordnetes Tun und Erleben mitzuteilen, ist ein Hauptprinzip der Gesundung durch erlebten Yoga. Es wird sich allmählich auch dem Unbewußten die Erkenntnis einprägen, daß Ordnung und Gesundheit das Wesen des Menschen ausmachen.

Je nach der Absicht und der Notwendigkeit des Individuums lassen sich meditativ verschiedene Ziele realisieren. Wir sprachen eben von einer Art »Gesundungsmeditation« durch das Ordnungsprinzip und möchten noch etwas dabei verweilen, weil Krankheit und Störung in weiten Kreisen der Bevölkerung das Prinzip der Gesundheit zu erdrücken drohen. Ich lasse meine Klassen gerne hin und wieder ein starkes Bewußtsein darüber aufbauen, daß jeder Teilnehmer ursprünglich aus der Ordnung kommt und daß eine Störung ein Herausfallen aus der Ordnung darstellt. Der Mensch ist aus der Schöpfung heraus als großartiges Ordnungssystem geschaffen mit allen Möglichkeiten, diese Ordnung zu erhalten, zu leben und zu vervollkommnen. Er geht mit seinem physischen Tod nicht einfach wieder in ein Chaos ein, sondern er wird aufgehoben bleiben in einer Ordnung eines andern Bewußtheitszustandes. Wer in der Meditation zu solchen Erkenntnissen findet, hat Wesentliches gefunden. Er müßte sich zu diesen Realitäten bekennen und daraus Kraft und Sicherheit schöpfen, wie sie der Mensch aufgrund seiner Ordnung und seines Auftrages bewußt erleben kann. Dem Kleingläubigen oder Skeptiker sei weiter mitgeteilt, daß jede seiner kleinen und kleinsten Zellen des Organimus in der Ordnung sind oder mindestens in Ordnung waren. Viele Menschen tun allerdings gewaltsam Kränkendes und geben ihrem Organismus kaum mehr die Chance, sich zu erholen und in Ordnung zu kommen. Yoga zielt auf Gesundung des *Ganzen.* Ich lasse das Ordnungserleben von einfachen meditativen Übungen vom Kleinen zum Großen wachsen, von der Zelle zum ganzen *Menschen,* vom einzelnen Organ zum Menschen.

Eine große Übung in dieser Sicht ist Kundalini-Yoga mit der Aktivierung der Tschakra, mit der Bewußtmachung ihrer Funktion und dem Zusammenwirken dieser Funktionen von Körper, Geist und Seele zum Menschlichen. Es ist von diesem Erleben her nicht mehr schwierig, einen ungläubigen Menschen zu sich zu bringen und damit zum Glauben. Es ist kein Zufall, oder eben gerade ein *Zu-Fallen,* wenn der Ungläubige durch Meditation dem *Großen, dem Göttlichen* zuwächst. Gott wird so nicht als dogmatischer, im

Kategoriendenken erstarrter Begriff, sondern als Inbegriff eines ordnenden, kosmischen, lebensgestaltenden und schöpferischen Prinzips verstanden. Wer seinen Glauben aus der Erstarrung heraushebt, und dazu hat er Möglichkeiten in der Meditation, der kommt schluß-endlich zu sich und damit zum Erleben seiner eigenen *Großen Ordnung*. Ich erlebe immer wieder, wie durch angepaßte Anweisungen in der Meditation Aufbrüche und Durchbrüche geschehen, welche das Individuum dem Transzendentalen zuführen. Der Weg über diese Erkenntnisse ist ein praktizierbarer, frei von schwerer Verständlichkeit und Belastung durch irgendwelche Vorurteile auch des Glaubens. Ist ein echter Glaube vorhanden, dann wird der Meditierende diesen Weg rascher gehen oder ihn schon gegangen sein und nur noch eine Bestätigung dessen finden, was er bereits erfahren hat. Die bewußtseinsmäßige Ausleuchtung eines solchen Weges ist für Gläubige und Ungläubige großes Erleben, Zugang zum Nächsten und zum Göttlichen. Dies bedeutet Gesundung eines Bewußtseins, das nicht nur den subjektiv umgrenzten Bereich der eigenen Existenz angeht, sondern den Menschen in ein Bezugssystem setzt, welches kosmische Dimensionen annimmt.

Pratyahara und Dharana schaffen dem Meditierenden Freiheit, Voraussetzung zum Zulassen und Loslassen. Das Aktivistische kommt zur Ruhe. Was den spontanen seelischen Zugang zum Wesen und zum Wesentlichen während des Alltags verbaut, das räumt Meditation weg. Wir müssen eingestehen, daß wir fast dauernd »verbaut«, versperrt und nicht in einem Zustand sind, der echtes Spontanerleben zuläßt.

Der Meditierende muß wählen, was er zulassen möchte. Meditation ist ein Offenhalten und Freisein, ein Wartenkönnen und ein Harren. Bewußter Wille zur Lenkung der Meditation ist grundsätzlich unerwünscht und stört die Ergebnisse. Man wähle das Gefäß, das gefüllt werden soll, und lasse den Inhalt einfließen. Ob man ein kleines oder ein großes Gefäß, von dieser oder jener Form und Beschaffenheit wählt, hängt vom Bedürfnis ab, das man mit der Meditation verbindet, vom Zustand der Persönlichkeit, des Bewußtseins und seinem Formungsbedürfnis. Die Schüler ganz ohne Richtung einfach meditieren zu lassen, scheint mir besonders bei Anfängern und mittleren Klassen unzweckmäßig, weil die meisten mit sich und ihrer Meditation nichts anzufangen wissen. Ob ich eine Stillemeditation, eine Gesundungsmeditation, eine Lichtmeditation, eine Objekt- oder Gedankenmeditation, eine Kundalinimeditation, eine Problemmeditation vorhabe, das Ziel jeder Meditation geht auf das *eine Ganze* aus. Unterscheidungen sind intellektuelle Konstruktionen, die wohl etwas erklären, oft aber dem Endziel schädlich sind. Unser westliches Denken ist nun aber einmal zweckgerichtet und analytisch, und wir müssen durch die Analyse hindurch, um zur Synthese zu kommen.

Selten sind die Schüler, welche den synthetischen Nachvollzug über das Herz, also den begnadeten Weg der Intuition, finden. Zahlreich dagegen sind jene, die stufenweise und durch Teilerlebnisse allmählich ein Licht nach dem andern anzünden und im günstigen Falle im *einem großen Licht*, in der *Erleuchtung* aufgehen.

Entzieht sich etwas der verbalen Formulierung innerhalb des Yoga, dann ist es wohl *Samadhi*. Dieser Zustand der Persönlichkeit ist Ergebnis, Krönung, Geschenk, das jenem zufällt, der durch übendes Bemühen und Sich-Hingeben oder aber durch Gnade das *Ziel* erreicht hat. Wer Samadhi erlebt, ist über individuelle Belange hinausgewachsen. Die Bildsprache des Ostens vermag das Gefühl dessen besser zu umschreiben, das dem Suchenden ein dem Samadhi angenähertes Erleben erlaubt. Die tibetischen Mandala mit den sprechenden Formen und Farben sind aufschlußreich. Die Buddhastatuetten mit ihrem ungemein starken Ausdrucksvermögen der Hände und des Gesichts künden von einem Aufgehobensein, von einer Gewißheit, die zwischen dem Göttlichen und dem Menschlichen Intensität und Realität setzen.

Meditation ist eine Technik der Persönlichkeitsintegration. Persönlichkeitsintegration bedeutet eine Evolution des Bewußtseins und des Unbewußten. Bewußtseinsevolution in den verschiedenen Stufen unserer psychologischen Funktionen schiebt eigene Grenzen und Bindungen an bestimmte Erlebnis- und Denkkategorien hinaus. Wir werden universeller, unser Sensorium erweitert sich, und wir vermögen neue Erlebnisstufen zu realisieren. Diese Evolution gipfelt in einem überbewußten Zustand absoluter Harmonie und geistig-seelischer Ausgewogenheit, einer Überwindung aller Gegensätzlichkeiten und Polaritäten im Seelischen und Geistigen. Gleichzeitig wird der integrierten Persönlichkeit der Blick auf den Wesensgrund in der Transparenz klar, sie befreit sich von Täuschungen und entwickelt volle Verfügbarkeit über anlagemäßig gegebene Möglichkeiten. Das Bewußtsein wird klar, ruhig und durchsichtig für ewige Wahrheiten. Der so gewonnene Zustand ist Abgeklärtheit des Menschen, welcher letzter Erkenntnisse inne wurde. Er ist in sich zentriert und wird durch nichts mehr aus der Geborgenheit im Urgrund herausgeworfen.

Dualität und Zwiespältigkeit sind überwunden. Jeder Atemzug, jede Handlung, jedes Tun und Lassen sind hier ein einziges, großes *Om*, wie mir ein großer Meister tibetischer Meditation sagte. Hier ist Meditation echtes Leben und kein intellektualisiertes System, zu dem es in Europa zu gerne gemacht wird. Wer so meditiert, der ist in der Meditation *drin*, sie ist für ihn *alles:* Handlung, Wirklichkeit, Sache und Tatsache.

Meditation ist ein Prozeß der Reifung. Viele Menschen sind und bleiben unreif ihr ganzes Leben lang. Sie wissen gar nicht, daß sie reifen könnten. Reifung heißt Ganzwerdung, sich der vollen Kraft und Fülle aller anlagemäßigen Funktionen bemächtigen, sie einsetzen. Betrachten wir einen Aspekt dieser Ganzwerdung oder Reifung. Prof. C. G. Jung hat vier psychologische Funktionskreise der Persönlichkeit herausgestellt: Denken – Fühlen – Empfinden – Intuition. Von diesen Funktionen ist je nach der Veranlagung des Individuums eine die Hauptfunktion, zum Beispiel das Denken. Sie wird als superiore Funktion gekennzeichnet. Diese Funktion ist die differenzierteste, hat hohen Bewußtseinsgrad und findet vordringliche Anwendung im Leben des Betreffenden.

Dieser Hauptfunktion steht eine minderwertige, inferiore Funktion gegenüber, die nicht zum Bewußtsein gekommen ist und dem Unbewußten verhaftet bleibt.

Neben der Hauptfunktion steht die Hilfsfunktion. Deren Bewußtseinsgrad ist höher als jener der minderwertigen, jedoch ebenfalls geringer als jener der Hauptfunktion. Diese vier Funktionen werden auf einem Achsenkreuz dargestellt.

INTUITION

GEFÜHL   DENKEN

EMPFINDEN

Der psychologische Weg der Persönlichkeitsintegration bedeutet, daß man sich durch Arbeit am Selbst der Nebenfunktionen oder gar der minderwertigen Funktionen bedienen lernt. Das Ergebnis solcher Arbeit an sich ist die neugeschaffene Möglichkeit, seinen Bewußtseinsbereich zu erweitern und mit dieser Hilfe neue Denk- und Empfindungsphären zu erschließen. Die Entwicklung zusätzlicher psychologischer Funktionen zur Hauptfunktion verläuft über eine Nebenfunktion und zielt nicht direkt auf die entgegengesetzte, unbewußte, inferiore Funktion ab. Der Weg psychologischer Integration, wenn man ihn graphisch aufzeichnet, verläuft in einer S-förmigen Kurve und ergibt das chinesische Zeichen des *Dau*. Der Osten nennt dieses Symbol »*Weg*«. Gemeint ist der Weg der

Integration der Gegensätze von hell und dunkel, unten und oben, männlich und weiblich, innen und außen.

Wir können dem psychologischen System im Achsenkreuz die symbolischen Dhyani-Buddhas, wie sie H. U. Rieker im Buch »Meditation« darlegt, zuordnen und erhalten dann folgende Aufstellung:

Im Norden, mit der Funktion des Denkens verbunden, steht Dhyani-Buddha Amoghasiddhi mit der erhobenen Hand als Geste der Furchtlosigkeit, die jede Angst überwunden hat.

Im Süden befindet sich, mit der Funktion des Fühlens vereint, Dhyani-Buddha Ratnasambhava mit der Geste der Erdberührung.

Im Westen ist Dhyani-Buddha Amitabha, der Intuition zugesellt in meditativer, empfangender Pose.

Im Osten finden wir Dhyani-Buddha Aksobhya als empfindendes Prinzip mit der Geste des Mitempfindens und der alles umfassenden Liebe.

Im Zentrum, als Symbol der Vereinigung aller Gegensätze und der vollzogenen Integration aller Bewußtseinsprinzipien, steht der strahlende Dhyani-Buddha Vairocana, die Hände im Mudra inniger Verschmelzung aller Gegensatzpaare zusammengefügt.

Wenn der Asiate über ein Mandala mit der eben genannten Anordnung der Dhyani-Buddhas meditiert, dann sucht er nach demselben Prinzip, jedoch mit anderen Bildern die Integration der Kräfte des Bewußtseins. Diese Erkenntnis wurde mir in einem Gespräch mit dem Dalai Lama von Tibet bewußt, der von sich aus die Zuordnung der Dhyani-Buddha zu den Funktionen, wie wir sie im Achsenkreuz hatten, vornahm. Er sagte dem Sinne nach, daß wir in der Meditation aus der Begrenzung heraus Buddha werden müssen. Das heißt in unserer Sprache, daß wir die Funktionen Denken, Fühlen, Intuieren, Empfinden durch Meditation fördern und verfügbar machen können.

Es wird jetzt deutlich, daß dieser Prozeß eine Evolution, eine Entwicklung des Bewußtseins mit sich bringt und dem Meditierenden neue Einsichten in bis anhin noch nicht erfahrene Sphären und Ebenen vermittelt. Dies sind reale Erfahrungen als logische Folge einer Sensibilisierung des Individuums und seiner psychologischen Funktionen. Die Erkenntnisfähigkeit weitet sich und damit der Blick. Daß wir nichts anderes tun, als unsere potentiellen, ursprünglich veranlagten Begabungen aufzudecken und zu entwikkeln, mag uns wohl als Verpflichtung zur Arbeit an uns selber erscheinen. Die Persönlichkeit erfährt nicht nur Bereicherung, sondern auch Harmonisierung. Es werden Begrenzungen und

Zwänge aufgehoben, das Bewußtsein erfährt qualitative und quantitative Veränderungen.

Perzeption, Reaktion und Sensation wandeln sich im Sinne einer Ganzwerdung. Damit haben wir die einleitend erwähnte Reifung und Integration der Persönlichkeit behandelt und wenden uns nun den einzelnen Phasen der Bewußtseinsevolution zu.

Ausbruch aus konventionellen Alltagsschranken

Unser Bewußtsein ist konservativ geworden durch den Gebrauch innerhalb der Konvention des Alltags. Es bekommt in der Regel kaum Anstoß, um in neue Dimensionen hineinzuwachsen. Unsere Alltagswelt ist eine Welt des Greifbaren und Begreifbaren, eine Welt der Gegen-Ständlichkeiten. Es sind Objekte, die uns umgeben; Dinge, Menschen, Kreaturen, Häuser, Wohnungen, Maschinen, Bäume, Wasser, Feuer, Menschen säumen unseren Weg. Mit ihrer Wahrnehmung erschöpft sich das gegenständliche Bewußtsein, das uns über die Sinne vermittelt wird. Wir verfügen über weitere Sensorien und Sensibilitäten im Mentalen. Hier präsentieren sich gedankliche Inhalte, Kunstwerke, lautliche, farbliche und formliche Äußerungen. Musik, Dichtung, Technik erfüllen Gemüt und Empfinden. Auch diese Welt hat uns konventionell geprägt. Nicht jeder hat dieselbe Empfänglichkeit für Inhalte, die sich seinem inneren Sensorium darbieten. Mancher wird für merkwürdig gehalten, der von besonderen Schönheiten der Natur, der Musik oder anderen Eindrücken mehr angerührt und gerührt wird, als es in die Norm paßt. Hier ist ein Ansatz für das Ausbrechen des menschlichen Bewußtseins aus der konventionellen Norm, hier, wo Ekstase einsetzt. Wo Intuition ahnend erkennt, was nicht greifbar, nicht analysierbar, nicht wissenschaftlich nachweisbar ist, und wo sich dennoch Existenz und Wesen andeuten, da kommen nicht mehr alle mit. Aus Angst, aus Unglauben, aus Kleinglauben, aus Skepsis, Nihilismus, Gottlosigkeit? Was auch immer der Grund sei, das dingfeste Be-Greifen hört hier auf. Was gesicherte Realität ist, das paßt ins Erlebnisbild des Menschen auf seiner heutigen Evolutionsstufe. Was weiter geht, ist suspekt. Wieso? Das Alltagsbewußtsein ist in enge Schranken gebunden. Wer meditieren lernt, dessen Bewußtsein wird sensibilisiert für das, was hinter der sinnlich faßbaren Realität ist. Dies mit einem beschränkten Bewußtsein zu erfahren, ist unmöglich. Der Durchbruch in eine weitere Erkenntnisform ist Voraussetzung dazu.

Das Ding an sich erhält seine Qualitäten, seine Greif- und

Begreifbarkeit durch unsere grobstofflichen Sinne. Wie mehr wir materialistischem Denken verhaftet sind, um so schwerer fällt uns der Ausbruch aus diesem konventionellen Alltagsglauben. Gerade der Anteil des Glaubens wächst mit zunehmender Verflüchtigung des Objektes und seiner dinglichen Faßbarkeit. Wo der Verstand aufhört – und gerade er ist es, der an reale Bewußtseinskategorien gebunden ist – da setzen Intuition und Glauben ein. Hier ist der Wendepunkt für das Anwenden neuer Dimensionen. Das Bewußtsein muß wachsen und stark werden auf dem Weg der Integration. Dann wird es über die Begrenzungswälle und durch die täuschenden Schleier der Maya hindurchblicken und eine andere Welt entdecken. Anderes wird in diesem Moment mit neuen Sensorien faßbar. Auch diese Welt wird lebbar und erlebbar, existent und wirklich.

Wer in dieser Dimension heimisch werden möchte, der muß lernen, Logik und Analyse loszulassen. Man beginnt im Geistigen zu leben und zu glauben, daß das Bewegende und Wesentliche hier und nicht im dinglich Faßbaren ist. Das Bewußtsein wendet sich dem Feinstofflichen zu.

Prana oder Lebensenergie ist der springende Funke, der im Tschakra vom Körperlichen überspringt ins Feinstoffliche. Der Atem mit seinen pranaführenden Kräften verbindet das materiell Körperhafte mit dem unsichtbaren Prana-Körper, mit dem feinstofflichen Organismus. Durch den Atem sind wir mit dem Kosmischen und seinen Kräften verbunden wie durch ein unsichtbares, immerhin noch spürbares Band. Gott hat Adam mit dem Atem Leben eingehaucht, und seither atmen wir den Odem der Schöpfung und leben daraus. Atemrhythmus kann Grundrhythmus unserer Existenz sein. Dieses Bewußtsein müssen wir ausbauen und erleben. Auf dieser Stufe ist die Transzendenz angeschnitten. Es werden Durch- und Einblicke frei. Hier müssen wir uns entscheiden, ob wir den Ich-Standpunkt, den Standpunkt des im Konventionellen Zufriedenen verlassen wollen, um das Wagnis des Lebens zu wagen. Hier müssen wir bereit sein, vermeintlich Gesichertes zu verlassen und uns meditierend vorzutasten in vorerst subjektiv Unbekanntes.

Weg vom beschränkten Ich!

Der Horizont weitet sich. Betrachten wir den Buddha Ratnasambhava, um unserer Intuition nachzuhelfen, um inne zu werden, was hier erlebbar wird. In Meditationsstellung wendet er die eine, oft auch beide Handflächen dem Betrachter zu, berührt aber gleichzeitig den Erdboden. Er ist also immer noch Mensch dieser Erde. Die wesentliche Änderung liegt darin, daß seine Hand kontaktbereit dem Mitmenschen zugewendet ist. Ratnasambhava ist Symbol des Fühlens, Mitteilens und Mitleides. Meditation hat ihn zum Bewußtsein gebracht, daß Ich-Haftigkeit eine niedrige Stufe ist, des Menschen eigentlich unwürdig. Die egozentrische Subjektivität ist überwunden, und es geschieht eine bewußte Hinwendung zum Mitmenschen. Hier stoßen wir im Hinduismus wie im Christentum auf die Liebe, eine Stufe der Menschwerdung, der wesentliche und wesenhafte Bedeutung eignet. Buddhismus und Hinduismus beziehen in dieses bewußte Erleben der liebenden Einheit alle Kreatur ein. Mit-Leben, Mit-Erleben, Mit-Leiden, Mit-Erleiden sind Motive, die auf dieser Stufe nicht mehr nur Paragraphen eines sittlichen Kodexes sind, sondern echte, spontane Wirklichkeit. Anderer Freude und Schmerz sind hier Bestandteil eigener Bewußtheit, es besteht emotional kaum mehr ein Unterschied zwischen »mein« und »dein«. Herzliches, unmittelbares Einssein bildet einen Ansatz zur synthetisierenden Mutation des Bewußtseins. Gemeinsame Urwurzeln aller Existenz werden transparent, einem Bewußtsein deutlich und erkennbar, das vom Ichhaften abgewichen, sich dem Du und dem Wir geöffnet hat. Die Subjektstufe, übrigens auch eine Stufe in der psychologischen Entwicklung des jungen Menschen, wurde in die Objektstufe übergeleitet.

Bescheidung und Zulassen mögen die Stichworte heißen, die wegweisend vor uns stehen. Haben wir die Bescheidenheit anzuerkennen, daß unser Wille nicht alles ist? Ist des Menschen Wille tatsächlich sein Himmelreich? Der harte Weg der Bescheidung fordert das Aufgeben eines egozentrischen Willens zugunsten des Zulassens des ordnenden, kosmischen Willens. Christen setzen den Willen Gottes: »Dein Wille geschehe«, betet der Christ. Eine Meditation kann ihn mit demselben demütigen, annehmenden Bewußtsein erfüllen. Die Qualität eines Willens zur Selbsterhaltung ist eine andere als jene eines Willens zur Erhaltung all dessen, was der alleswirkende Wille der Schöpfung meint. Wer seinen Willen synchronisiert mit dem allmächtigen Willen, dem wachsen ungeahnte Kräfte zu, die beim Yogi dieser Stufe als »übernatürlich« bezeichnet werden. Übernatürlich erscheinen sie allerdings nur einem kleinen Bewußtsein, das nicht durchgebrochen, nicht gewachsen ist, das nicht evoluiert hat. Wer dasselbe will, was die Allmacht für ihn bereit hat, dem stellt sich nichts in den Weg. Nur ist der Weg zu einer derart drastischen Bescheidung schwierig zu gehen. Wir wollen meist mehr als uns zukommt. Daran scheitern wir. Wer wenig Bedürfnisse hat, dem werden sie leichter erfüllt. Wie unermeßlich, unbescheiden und anmaßend sind aber gerade unsere Ansprüche, besonders die Besitzansprüche! Bescheiden nehmen sich dagegen oft die geistigen Ansprüche, die Bedürfnisse nach einem einsichtigen Bewußtsein aus.

Wer erkennt, daß er mit seinem unsteten, egoistischen und meist problematischen Willen nicht weit kommt und kaum Wesentliches im Sinne eines wirklichen inneren Fortschrittes erreicht, der kommt dieser Erlebniskategorie einen Schritt näher. Kontemplation, Meditation, Dienst am Nächsten ebnen den Weg.

Der Östliche mit seiner natürlichen Intuition und seiner Durchsichtigkeit hat uns undurchsichtigen, verstandesbewußten Europäern wieder etwas voraus. Wo wir der inneren Stimme mißtrauen, da horcht der Yogi hin. Er weiß, daß diese Informationen wesentlich sind, daß sie transzendentale Gültigkeit haben. Unser Unbewußtes ist aber meist verschüttet und mitteilungsunlustig, oder wir verstehen seine verschlüsselte Sprache nicht. Wir gehen mit ihm um, als ob es ein »Fremder« wäre. Der Yogi verkehrt mit seinem Unbewußten, mit seinem numinosen Partner, wie mit einem guten Freund und läßt sich von ihm beraten. Wo für uns Dunkel, Mißtrauen und Unsicherheit ist, da bestehen für den Östlichen Licht, Zutrauen und sicherer Rat. Auch der integrierte Europäer kennt diese vertraute Zwiesprache mit dem Unbewußten, besonders jener, der gelernt hat, seine Fragen in der Meditation zu stellen. Die Quellen ewiger, unveränderlicher Wahrheiten entziehen sich keinem Menschen, der sich ihnen hingebungs- und erwartungsvoll nähert. Hier wachsen Antworten direkt aus der Transzendenz zu, hier ist Kraft und Hoffnung auf Antwort.

Ein sich bescheidender Wille leistet einen wesentlichen Beitrag zum gegenseitigen zwischenmenschlichen Verstehen. Trennendes wird abgebaut und Einendes gefördert. Hier läßt man gerne geschehen, und manches kommt so besser als wenn es durch einen egoistischen Willen erzwungen wird. Wer in Übereinstimmung mit urwirkenden Kräften lebt, der lebt kein ichbezogenes Leben, sondern er horcht auf den Lebensrhythmus echter Wirk-lichkeit. Hier gewinnt geistiges Leben Überhand vor besitzergreifender Gier. Die Existenz wird hier reich an geistigem Gehalt und Ausdruck.

Kalter Egoismus weicht auf dieser Stufe der Intuition, daß alle Wesen ihre Existenz aus derselben Quelle beziehen. Die Urwurzeln reichen zurück in eine unreflektierte Vergangenheit, die sich keiner Unterschiede bewußt war. Es liegt eine große Erkenntnis im Gedanken der Unteilbarkeit und der Einheit alles Kreatürlichen. Trennendes ist durch liebende Hinwendung ersetzt. Im praktischen Leben kommt dies einem Verzicht auf Ansprüche, Lieblosigkeit, ehrgeiziges Streben auf Kosten anderer gleich. Das Ich ist nicht mehr Maßstab aller Dinge, sondern man ist objektiv, dem Mitmenschen und seinem Denken und Fühlen offen. Diese Stufe zeichnet eine große soziale und zwischenmenschliche Synthese durch Überwindung der Ichhaftigkeit.

Neues Instrumentarium zur großen Erfahrung

Ein in den konventionellen Erlebnisbereichen erstarrtes Sensorium, ein von einer technischen und materialistisch orientierten Umwelt geprägtes Bewußtsein ist zu großen Erfahrungen und zum Erleben der Freiheiten, die Yoga setzt, ungeeignet. Oft wird mit einem untauglichen Instrumentarium an Erlebniskategorien herumgedeutet, die damit eben in keiner Weise passend eingestuft werden können. Dies ist an sich auch unwichtig. Yoga kann man nicht beurteilen, man kann ihn nur erleben und leben. Yoga will nicht versuchen, Kritiker umzustimmen. Wer sich mit Yoga abgeben möchte, der muß seinem Gehalt zuwachsen, er bringt in der Regel ein Bedürfnis nach höherer Erfahrung mit.

Den Bereich, um den es hier geht, deutet uns Buddha Amithaba mit seiner klassischen Meditationshaltung an. Er zeigt den Weg zur Meditation mit gekreuzten Beinen und den beiden ineinandergelegten Handflächen. Der Ausdruck eines verklärten, vergeistigten Gesichtes und einer Körperhaltung, die in mimischer Äußerung in eine Dimension hineinragt, um die es zu kämpfen gilt, ist ergreifend. Man muß schauen und nachvollziehen lernen, wenn man am Bilde wachsen will. Buddha Amithaba hat sich sein Instrumentarium durch Meditation erworben. Buddha war ein Mensch wie Du und Ich. Er hat seinen Weg gesucht und gefunden. Es handelt sich nicht um eine mystische Gestalt, sondern um eine historische Persönlichkeit, welcher der Durchbruch mit menschlichen Gaben gelungen ist.

Buddhas Beispiel mag uns Ermunterung sein im Streben nach seinem Vorbild. Seine Haltung sagt, daß Anschluß an die Transzendenz Wirklichkeit wurde. Die Vergeistigung ist unverkennbar, die Wandlung vom Grobstofflichen zum Feinstofflichen ist geleistet. Die Einsicht, daß Geistiges mehr zu sagen hat als Physisches, hat den Meditierenden wesentlich gemacht, dem Wesen zugewandt.

Der Intellekt als Instrument des Erkennens auf dieser Stufe spielt eine untergeordnete Rolle. Wir meditieren und transzendieren nicht mit dem Intellekt. Dies ist für uns Westliche eine besonders schwierige, wenn nicht demütigende Erkenntnis, die es anzunehmen gilt. Eben dieses überbewertete Instrument ist auszutauschen gegen das Schauen in der Intuition. Dieses Schauen bietet Einblick in andere Kategorien als intellektuelle Analyse und Deduktion, Logik und Dialektik. Hier sind wir wieder an einem relevanten Wendepunkt einer Bewußtseinsmutation. Wir müssen rationales Instrumentarium wohl nicht ablegen, aber außer Funktion setzen, wenn wir meditierend weiterkommen wollen. Das Exerzitium der Meditation in Stunden der Versenkung fordert den Menschen in seiner Ganzheit in einem Maße der Reife, Bescheidung und Hingabe, das nicht von jedem auf Anhieb zu erlangen ist.

Die im Alltag so geläufige Rolle und Funktion der Sinneseindrücke wird hintergründig. Darum die Übung von Pratyahara, dem Absetzen der Sinnentätigkeit als erste Vorbereitung des Mentalen zur Meditation. Wenn ich versuchen soll, dies auszudrücken, dann wäre zu sagen, daß eine übersinnliche Wahrnehmungskategorie eröffnet werden muß. Damit ist sicherlich nur mit Worten gespielt. Was sich in der Meditation als »Übersinnlichkeit« einstellt, das muß vom Subjekt erfahren werden.

Das Sichabsetzen von den Sinnenbereichen und von intellektuellen Urteilen hat praktische Alltagsfolgen. Zu- und Abneigungen, Glück und Leid, Freude und Schmerz, Gut und Böse, angenehm und unangenehm sind keine realen Erlebniskategorien mehr, weil eben Produkte eines kategorisierenden Verstandes und der Sinnlichkeit. Der meditative Blick auf den Urgrund des Seins, wie er stufenweise vorbereitet wird, erkennt synthetisch und nicht analytisch. Diese Erkenntnis, wirklich gelebt, ist an sich schon eine große Erfahrung und Befreiung von mancher Qual. Leiden und Leidenschaften kommen hier nicht nur zum Erliegen, sondern sie werden grundsätzlich gegenstandslos. Yogi dieser Verwirklichungsstufe sind selten.

Am Horizont der Meditation dämmert nun das Licht der Unendlichkeit geistigen Lebens auf. Körperhaft Endliches verblaßt unter den aufgehenden Strahlen eines aufsteigenden Bewußtseins kosmischer Weiten. Wie mehr sich der Horizont weitet, um so näher wird sich der Mensch selber im Wesentlichen: er kommt zu sich, weil er zum Urgrund der Existenz kommt. Meditation richtet den Geist nicht nach außen. Er wird introspektiv. Kraft kann nur aus den Urquellen fließen, nur aus dem Göttlichen kommen und nicht von Äußerlichkeiten. So liegt das Heil nicht mehr in den unsicheren

Fährnissen eines äußerlichen Lebens, sondern in geistigen Bereichen und Belangen, von denen der Mensch nun allein wirklich gerührt und angerührt werden mag. Die Problematik in der Um- und Außenwelt mit ihren Schwierigkeiten und dem Kampf um Materielles verliert sich. Man kann sich nicht vorstellen, daß Buddha Amithaba in seiner Haltung davon angerührt werden könnte. Und darum mag er uns als Leitbild dienen, wohin wir kommen können, wenn wir genügend Hingabe und genügend Verzichtkraft haben. Das heißt nicht, daß wir uns vom Alltag abkehren und zu Mönchen, Einsiedlern oder Heiligen werden müssen. Konsequenzen werden sich aber auf dieser Stufe sicher einstellen. Wir werden diese Welt gelassener an uns herankommen, uns nicht mehr so leicht aus der Fassung bringen, uns weniger erregen lassen durch Äußerliches, ausgewogener und ruhiger werden. Damit sind wir trotz Bewußtseinsevolution noch in der Realität, so wie Amithaba noch von dieser Welt ist, denn er sitzt auf dem Erdboden mit festem Sitz im Lotos. Jeder Yogi wird bestätigen, daß diese Entwicklungsstufe realisierbar ist. Er hat an diesem Ziel bereits einen Teil des alten Instrumentariums zurückgestellt und Teile des neuen verfügbar gemacht.

Für konventionelles Bewußtsein ist der Satz »sterben, um zu leben« ein Widersinn. Unserem Verstand stellen sich Sterben und Leben als Opponenten dar. Integriertem Bewußtsein eignet synthetisches Erfahren des *Einen*, das nicht Schranken setzt zwischen hier und dort, früher und später, mein und dein, leben und sterben.

Ferner *denkt* konventionelles Bewußtsein mit den Hilfen Raum und Zeit. Gerade dieses kategorienbewußte Denken ist in der jetzt in Reichweite liegenden Mutationsstufe zu überwachsen. Dann dämmert das Bewußtsein auf, daß Sterben nicht bloß ein Aus-der-Welt-gehen bedeuten kann, sondern ebensogut ein In-die-Welt-kommen. Intuition, die erfahren hat, daß das Ein- und Austreten innerhalb des Räumlichen nur vom Körperlichen, Materiellen her Wahrheit sein kann, dem kündet sich die Ahnung an, daß es um Leben und Sterben mehr auf sich haben muß. Oder sollten wir tatsächlich mit der Geburt kommen und mit dem Tod die Bühne der Existenz verlassen? Warum dann in diesem Falle die ganzen Mühen und Bemühungen dieses Lebens, die Leiden und Freuden? Man mache sich klar, wie weit man im eigenen Bewußtwerdungsprozeß in dieser Frage gekommen ist. Fällt die Antwort auf diese Klärung nicht doch kläglich aus? Dann haben wir es eingestandener- oder uneingestandenermaßen doch sehr nötig, unserem Bewußtsein hier eine Tür zu öffnen. Können wir vielleicht annehmen, daß man den Satz »Der Tod ist das Ende« ebensogut verstehen kann in der intuitiven Formulierung »Der Tod ist ein neuer Anfang«. Dieses Problem hat sehr viel mit der Angst und der Kleingläubigkeit des Menschen zu tun. Warum ängstigt uns der Tod, da er doch neuen Anfang verheißt? Kommen wir also doch nicht aus dem intellektuellen Kategoriendenken heraus? Messen wir doch der materiellen Existenz zu große Bedeutung bei? Haben wir den Sprung aus dieser Bewußtseinsverhaftung doch noch nicht getan?

Nehmen wir in unserem Suchen die Gewißheit mit, daß es einen Buddha Amoghasiddi gibt, und versuchen wir zu intuieren, was er uns mitzuteilen hat!

Der im Lotossitz Meditierende hat eine Hand in Schulterhöhe erhoben und wendet die Handfläche von sich weg, so wie wenn er eine Zumutung von sich weisen möchte. Er hat die Zumutung der Angst, und damit auch den Tod überlebt. Angst ist für dieses Bewußtsein keine reale Erlebenskategorie mehr. Sie ist ersetzt durch eine unerschütterliche Gewißheit im *Sein* und im Zukünftigen. Leben auf dieser Bewußtseinsstufe ist nicht mehr angstvoll, sondern hoffnungsreich. Furchtlose Bewußtheit hat das Ungewisse der Fährnisse eines unbewußten Daseins überwachsen. Auf dieser Stufe sind bedeutende Begrenzungen gefallen. Die Unbegrenztheit von Leben und Sterben wird erkennbar. Wer im *Sein* aufgehoben ist, wer sich dessen bewußt geworden ist, daß ein Leben in Gegensätzen eben überlebt werden muß, um zur Freiheit zu gelangen, der ahnt intuitiv, daß das Sterben nicht ein zeitlich und räumlich begrenzter Prozeß des individuell Bewußten ist. Wo das individuell Bewußte sich dem kollektiv Bewußten nähert und wo ihm die Chance gegeben ist, sich dem Kosmischen zu vermählen, da wächst es ewigem Sein zu. Bewußtsein, das sich der Transzendenz vermählt, ist fähig, Leben weiterzutragen. Wo solche Potenz ist, da ist auch Zeugung im Geist. Geben wir unserem Bewußtsein die Einsicht in seine Anfang- und Endlosigkeit! Ermutigen wir unser kleines *Ich*, zum mutigen *Selbst* zu werden und zu erahnen, daß wir bereit sein müssen in jeder Minute, uns hinzugeben an ein kontinuierliches Sterben und Werden, an ein In-dieser-Welt-Gehen ohne Angst und Furcht. Zellen in der Ordnung unseres Organismus »wissen« um dieses dauernde Sterben und Werden. Es gibt einen solchen Prozeß im Kleinen – warum soll er im Großen nicht möglich werden? Leben und Tod sind nicht als Kategorien wie »existent« und »nichtexistent« zu fassen, sondern mit evoluiertem Bewußtsein synthetisch als dem *Einen* eignend zu erahnen. So wird Existenz energetischer Prozeß ohne Anfang und Ende, so wie ein induzierter Stromstoß in einem Stromkreis, eine Licht- oder Schallwelle sich endlos fortsetzen. Wie merkwürdig, daß uns das technische Bild wieder besser eingeht als das psychologische.

Wir halten fest: Ohne Leben kein Tod und ohne Tod kein Leben. Der Tod ist *die* Chance des Lebenden. Wir können nun verstehen, warum Amoghasiddi Angstlosigkeit und Geborgenheit aussagt. Die Transzendenz des Geistigen verbindet das Individuum mit schöpferischer Bewußtheit des Urgrundes. Die Erkenntnis, daß der leibliche Tod die Chance der Geburt des Geistigen ist, bedeutet eine Beheimatung des geistig gewordenen und evoluierten Individuums im *großen Einen*. Hier ist Geist eigentliche Wirklichkeit. Hier ist Freiheit vom kleinen Ich, Freiheit von Ängstigungen innerhalb eines beschränkten Bewußtseins. Es geht hier eine Gewißheit einer raum- und zeitlosen Beheimatung des Menschen im Transzendentalen auf, die alles Beengende und Beschränkende überlebt hat.

Erfüllung menschlichen Sehnens

Innerhalb dieser Erkenntnisstufe endet der Integrationsweg der Persönlichkeit. Der Mensch ist nun in die Geborgenheit eingekehrt, die ihn im Geistigen beheimatet. Hinausgeworfen-sein in ängstigende Unsicherheit, das ist Merkmal einer Geburt, der große Schock, *das* Trauma. Geburt ist Austritt aus dem bergenden Mutterschoß im vital-animalischen Prozeß. Die Geburt im Geistigen ist der analoge Prozeß im Mentalen. Geborenwerden in die materielle Welt ist ein irreversibler Prozeß und gibt dem Individuum die Chance, geistige Geburt zu vollziehen. Wie viele sind es, die diese Chance bewußt ergreifen? Der Individuationsprozeß im Yoga ist eine Möglichkeit, das geistig nachzuvollziehen, zu dem wir befähigt sind. Geburt im Geistigen ist dauernde Aufgabe, die auch mit dem Erlöschen des Körpers nicht endet. Die Intuition eines Buddha Vairocana erkennt diese Zusammenhänge. Wo alles Gegensätzliche endgültig zur großen Synthese im *Einen* gekommen ist, da liegt das Bewußtsein nahe, daß das dem Menschen gemäße oberste Ziel erreicht ist: Bewußtsein ohne Anfang und Ende, *die große Befreiung, das große Einswerden.* Es beginnen Worte zu fehlen, welche umschreiben könnten, was erlebbar ist. Jede Formulierung muß hier versagen und kann nur einen schwachen Abglanz dessen geben, was hier Wirklichkeit bedeutet. Die Geste, die Vairocana mit den Händen vollzieht, mag eingehend beachtet und meditiert werden. Dann könnte uns bewußt werden, was gemeint ist. Die eine Hand dieses Buddha umfaßt ringförmig den Daumen der andern

Hand. Gemeint ist damit die auf symbolische Art dargestellte Vereinigung des Männlichen mit dem Weiblichen. Hier ist Vereinigung, Geborgenheit, Zeugung, Anfang und Ende, alles, was Beginn, Weg und Ziel einer allesumfassenden Synthese ausmacht und mit Worten gar nicht beschrieben werden kann. Meditation in fortgeschrittenem Stadium gehört hier mit zu einem Instrumentarium, das höchste geistige Potenzen zu erkennen und zu erwecken vermag. Zugunsten einer unfragwürdigen und jeder Problematik entzogenen Anjochung des individuellen Seins an das große eine Sein des Transzendentalen ist das Allzumenschliche aufgegeben und überlebt. Das Universum, das Göttliche, die kosmischen Potenzen sind nun Eigenschaften des Individuums geworden, das sie erstrebt hat. Der Zugang zu diesen Erlebensweisen ist durch keinerlei Behinderung mehr begrenzt. Daher die Bezeichnung Freiheit, Samadhi, Satori, Grenzenlosigkeit, Einschmelzung im Kosmischen.

Zusammenfassung des meditativen Menschwerdungsprozesses

Aus der Sicht einer Chance, engen Grenzen des Bewußtseins zu entwachsen, ist ein Weg gezeichnet, der durch Meditation zur Integration und zu hohen Einsichten in die Existenz führen kann. Die Parallelen zum Kundalini-Weg sind unverkennbar.

Es bestehen keine Vorschriften, welche der Stufen chronologisch auf die andere zu folgen hat. Je nach Veranlagung des Individuums ist der Zugang zur einen oder andern Erlebensweise leichter zu verwirklichen. Die fünf angeführten Bereiche sind allmählich meditativ zu durchdringen und zu einer bleibenden Realität zu erheben.

1. Nimm Deine Geburt als Mensch ernst, werde und bleibe Mensch. Nimm die Chance wahr, durch Meditation ein Instrumentarium zu schaffen, das Dich aus dem leiblichen Gefängnis zur Freiheit im Geiste führt. Meditiere! Die Sensorien des Geistes sind andere als die des Leibes. Der Leib erfaßt das Dingliche mit den fünf Sinnesorganen. Geist schaut meditativ und intuitiv. Dringe mit den geistigen Sensorien hinter die Dinglichkeit und erkenne den Geist als allesbewegende und allesmotivierende Kraft. Komm vom Äußerlichen zum Innerlichen.

2. Gehe von der Vielheit zur Einheit, vom Ich zum Selbst.

Erkenne alle Kreatur als göttliche Schöpfung und fühle Dich mit ihr eins. Laß das Trennende, Leidschaffende los und lebe in Hilfsbereitschaft und Liebe. Liebe ist ein Gesetz des Lebens, sie eint. Egoismus ist ein Feind des Lebens. Laß alltägliche Kleinlichkeiten, Neid, Mißgunst, Haß und Zwist, denn sie trennen anstatt zu einen.

3. Befreie Deinen Geist aus den Fesseln analytischen, logischen Denkens und geselle diesen Funktionen eine geschulte Intuition zu, damit Du mehr erkennen kannst. Werde hellhörig durch Meditation, feinfühlig im Mentalen und laß das Werten in Kategorien und Konventionen. Wähle sorgfältig, womit Du Dein Bewußtsein während des Alltags erfüllst, damit Du nicht belastet wirst und frei bleibst für die Evolution eines integrationsfähigen Bewußtseins.

4. Sterbe, um zu leben. Meditiere über diesen Satz, bis Du ihn voll annehmen kannst. Dann ist Dein Bewußtsein weitergekommen in der Erkenntnisbereitschaft, daß Geist über der Materie steht. Vielen weltlichen Täuschungen kannst Du jetzt entgehen und Dein geistiges Leben souverän leben. Mühelos, ja freudig wirst Du auf dieser Stufe Deinen eigenen Willen bescheiden und Dich dem kosmischen Willen fügen. Du wirst zum Leiter zwischen dem, was kosmisches Willensbewußtsein ist und dem, was Du im Leben, im Alltag darstellen sollst. Die Unsterblichkeit, die Anfangs- und Endlosigkeit eines solchen Bewußtseins wird erlebbar.

5. Das neue Instrumentarium zum Erleben einer anderen als der konventionellen Welt ist durch Meditation verfügbar geworden. Nutze es, um letzter menschlicher Erkenntnisse inne zu werden, um zu transzendieren und in die Wirk-lichkeit einzugehen, die allein Bestand und Gültigkeit hat. Sei bereit, bewußt Samadhi zu erleben, den Zustand, der Freiheit durch freiwillige Hingabe an die Transzendenz bedeutet.

Dem Konsequenten im Yoga tut sich nach verhältnismäßig kurzer Zeit eine deutliche Wendung seines Lebens kund. Unnachgiebige Übung und zunehmendes Sehnen nach einer durch Yoga vermittelten Ordnung innerhalb eines Erlebnisbereiches, der eine völlig andere Färbung als der bisherige Alltag annimmt, deuten innere Wandlung an. Es wäre wohl auch unbefriedigend, wenn es anders wäre, wenn der Lohn für Ausdauer in geistiger und körperlicher Übung ausbliebe.

Die sich neu anbietenden Perspektiven wurden in den jeweiligen Kapiteln beschrieben. Die Auswirkungen auf den Alltag mögen hier nochmals unter anderer Sicht angedeutet werden.

Das Leben des Yogi – als solcher kann auch ein Westlicher

bezeichnet werden – nimmt an Intensität zu. Es gewinnt an Natürlichkeit, weil es der Natur zugewandt ist. Das Übernehmen der natürlichen Ordnungen in die Gewohnheiten des Alltages, wie meditatives Arbeiten, vernünftige Ernährung, geplantes Entspannen und Üben des Gesamtorganismus, Gewährenlassen der Ruhe, Zulassen dessen, was kommt, sind schon Lebensformen von hoher Einsicht. Der Alltag wird sinnvoller, weil er sich einem kosmischen Plan einzuordnen sucht. Man sträubt sich nicht mehr gegen negative, schmerzhafte Erfahrungen, die nicht aus dem Menschenleben wegzudenken sind. Man sucht sie zu verstehen und in der Zukunft etwas Positives zu tun, um sie abzuwenden. Ein sichereres Selbstbewußtsein über Möglichkeiten, Chancen und schöpferische Kräfte ruht in einem tiefen Vertrauen in die Schöpfung und ihre Wege.

Gespräch mit dem Dalai Lama von Tibet über Meditation und Mandala

Ich möchte hier zusammenfassend ein Gespräch über Meditation anführen, das ich während meines Indienaufenthaltes mit dem Dalai Lama von Tibet führte. Das geistige und weltliche Oberhaupt der Tibeter lebt mit einer Kolonie von Exiltibetern im Norden Indiens. Es wird bewußt versucht, die alten Traditionen zu pflegen und zu bewahren. Die Auffassung des Dalai Lama stützte meine Erkenntnisse über die Bedeutung des Systems der Dhyani-Buddha und der Mandala für die Meditation.

Der Dalai Lama empfiehlt zur Meditation Mandala mit Darstellungen der Buddha in den vier Toren oder Himmelsrichtungen des Mandala. Aksobhya und Amithaba bilden im Mandala die Ost-West-Achse, während Amoghasiddi und Ratnasambhava die Nord-Süd-Achse darstellen. Die Achse Ost-West ist jene der Erkenntnis und die Nord-Süd-Richtung symbolisiert die Achse des Fühlens. Den Erkenntniskräften sind als Funktionen zugeordnet: Intuition, Kontemplation und Meditation (Amithaba) auf der einen Seite und auf der anderen Seite Empfindung, Entspannung und Ruhe (Akshobhya). Die Achse des Fühlens erstreckt sich auf die Funktionen des Gebens, Miterlebens (Ratnasambhava) einerseits und des Denkens, des Geistes (Amoghasiddi) andererseits. Die zentrale, integrierende Kraft stellt Vairocana als Mittelfigur dar.

Die Entwicklung der Persönlichkeit durch die fünf Beschränkungen des Bewußtseins hindurch geht durch die Tore des Mandala. Im

Leben des Individuums hat die menschliche Persönlichkeit mit diesen fünf Aspekten zu rechnen, deren Zusammenspiel die Persönlichkeit, ihre Begrenzungen und Möglichkeiten ausmacht.

In jedem Individuum ist der eine Aspekt dieser fünf Funktionen vorherrschend und übernimmt die Führung (vergleiche die Rolle der Haupt- und Nebenfunktionen im System von C. G. Jung). Dies macht den individuellen Charakter des Menschen aus.

Diese fünf Aspekte der Persönlichkeit sind nach den Ausführungen des Dalai Lama:

1. Die Sinnenhaftigkeit in der Körperlichkeit. Es sind Bewußtseinsinhalte, die durch sinnliche Wahrnehmungen entstanden sind (body and form) und die unser Verhalten charakterisieren. Die Sinnesorgane sind die zugeordneten Instrumente und sie stellen die Verbindung zwischen dem Außen und dem Innen der Persönlichkeit her. Die Sinneswahrnehmung verknüpft sich einer inneren Wahrnehmung und wird zu einem Prozeß des Bewußtseins. Es ergeben sich Kontakte zwischen grobstofflichen Objekten und Innerpsychischem, Feinstofflichem. Durch die Sinnesorgane wird dem Bewußtsein die Objektivität der Außenwelt vermittelt. Mit dem Erreichen der Bewußtheit ist der eigentliche Wahrnehmungsprozeß abgeschlossen, und die Sinne haben sich mit dem wahrgenommenen Objekt zu einer Einheit verschmolzen. Symbol für diesen Vorgang ist der Dhyani-Buddha Amithaba.

2. Die Folge der Sinneswahrnehmungen sind Bewegungen des Gemütes. Hieraus entstehen Gefühle der Lust oder Unlust, positive oder negative Empfindungen, Reaktionen auf die Eindrücke, welche von den Sinnen vermittelt wurden. Für diesen Prozeß steht Ratnasambhava.

3. Nun folgt ein Unterscheidungsprozeß, der sich auf die Inhalte der Perzeptionen bezieht, die entstanden sind. Mittels dieses Unterscheidungsvermögens orientiert sich der Mensch in der Welt. Die Prozesse auf dieser Stufe sind sowohl rationale als auch intuitive. Symbol dafür ist der Dhyani-Buddha Amithaba.

4. Die ordnende Funktion des Willens gibt den perzipierten Inhalten individuelle Form durch ihr aktives Gestalten. Hierbei offenbart sich der individuelle Charakter des perzeptierenden Individuums besonders stark. Es werden die Grundlagen zum Karma jedes Menschen geschaffen, welches Bedingungen für zukünftiges Leben setzt. Symbol ist Amoghasiddi.

5. Kommt eine klare Ausprägung, Integration und Koordination all dieser Bewußtseinselemente zustande, dann ist das Ziel des Individuums erreicht. Die zentrierende Kraft der Meditation kann

dies befördern. Alle Gegensätze sind zur Einheit verschmolzen.

Der Weg der Integration, so fährt der Dalai Lama fort, ist gekennzeichnet im großen tibetischen Mantra *om mani padme hum*.

Die oben erwähnten fünf Gruppen des Zusammenwirkens werden »Skandhas« genannt. Sie bedeuten aktive und reaktive Kräfte und Funktionen des Bewußtseins, die harmonisiert und bewußt gemacht zu »Buddha» werden. Damit meint der Dalai Lama ihre Perfektionierung in der Bewußtmachung. So steht denn auch jeder Dhyani-Buddha als Symbol der Perfektionierung der jeweiligen Stufe. Gleichzusetzen wären diese Stufen jeweils einer vollen Verfügbarkeit der entsprechenden geistigen Funktionen.

Meditation kann ihren Ausgangspunkt bei irgendeinem Dhyani-Buddha nehmen, was mit der westlichen Auffassung übereinstimmen würde, daß man mit der am stärksten ausgebildeten Hauptfunktion am raschesten und leichtesten zu arbeiten beginnt.

Dieses Symbol, diesen Buddha oder diese Funktion rückt man bewußt ins Zentrum der Meditation (und auch des Mandala). Sind alle Aspekte des menschlichen Bewußtseins auf diese Weise ausgereift und durchmeditiert, vereinigen sie sich in einer Synthese zum wahrhaften *einen* Buddha, dem Erleuchteten, Vollkommenen. In diesem Stadium hat der Mensch auf dem Weg eines Bodhisattwa wahre Buddhaschaft erlangt. Dies bedeutet Erlösung und Erleuchtung.

Der tibetische Buddhismus ist reich an Mandala, die eine Bildnerei der Seele darstellen. Künstler und Laien haben in Form und Farbe Bilder ihrer seelischen Imagination von großer Aussagekraft und von starkem symbolischem Gehalt geschaffen. Diese »Seelenbilder« haben in der Regel die Form eines Kreises, eines Vierecks oder eines Rechtecks. Es kamen mir während des Besuches tibetischer Klöster, welche die Mönche im Norden Indiens errichtet haben, zahlreiche solcher Mandala wunderbarster Gestaltung zu Gesicht. Ihr Symbolismus in Form und Farbe ist überwältigend und spricht die seelischen Bereiche unmittelbar an. Hand und Pinsel der Künstler haben gestaltet, was die Seele an tiefem Gehalt, oft während der Meditation, mitteilt. Eine intensive, kontemplative Innenschau ist in den Mandala in die Außenwelt projiziert worden. Die Grundstruktur der Mandala weist dieselbe Orientierung nach den vier Himmelsrichtungen auf wie das Achsenkreuz, das wir mit den Dhyani-Buddhas besetzt haben. Ein Zentrum ist in der Regel akzentuiert und bildet den Focus oder den Endpunkt eines dynamischen geistigen Prozesses. So ist jedes Mandala Urschablone, System, Archetyp. Daher die Ausdruckskraft, die es zur Meditation, teilweise im Nachvollzug durch Betrachtung, wertvoll macht.

Die faszinierende Symmetrie und Harmonie des Kunstwerkes sind Äußerungen der Ordnung, die sich im Inneren konstituiert hat. Die Totalität eines in sich geschlossenen Erlebnisses bei der Kontemplation von Mandala auch einfacher Art, wie zum Beispiel eines Schakti-Mandala, zeigt beispielsweise zwei ineinandergeschobene Dreiecke als Symbol der Synthese der Gegensätzlichkeiten. Diesen Stern umgeben die fünf Begrenzungen des Bewußtseins (Skandhas), die es in der Integration zu durchbrechen gilt. Außen sind die strahlenden Flammen als Lichterglanz der Erlösung als Peripherie, die Erlösung im geistigen Feuer symbolisiert (siehe S. 8).

Die Ordnung des Mandala bringt Ordnung in die Seele des Meditierenden. Dieser Ordnung ist das Mandala entsprungen, so daß es im tantrischen Buddhismus zu dieser Bedeutung gekommen ist. Im Mandala steht alles für seelische Totalität, und zwar jedes Detail für sich, und doch fügt es sich dem übergeordneten Gesetz harmonisch ein, genau wie dies mit den psychischen Funktionen in der Integration zu geschehen hat. Gerade wegen des Erlebnisses psychischer Totalität und der Ganzheit ist der Wert der MandalaMeditation bedeutend. Sein magischer Gehalt wirkt inspirierend zur Beschleunigung und Anregung innerseelischer Prozesse.

Die Besetzung der Mandala mit Ursymbolen, mit Gottheiten, Heiligen und Idealbildern spricht dafür, daß wir es hier mit einem spontanen, ursprünglichen Schaffen und Bilden zu tun haben, das auf archetypische, urwirkende Mächte zurückführt. Im Mandala ist Kraft, Licht, Farbe, Form, Harmonie, Einheit trotz Vielheit, Leben und Dynamik. Seine aktivierende Kraft ist unverkennbar.

Umgang mit der Lebensenergie

Die Energiereaktoren Magen und Lunge

Vitalenergie wird im Yoga mit Prana bezeichnet. Die Technik der Erzeugung und Lenkung von Prana heißt Pranayama und ist mehr als bloße Atmungsübung. Es wird diesem wichtigen Fragenkomplex in der Regel wenig Aufmerksamkeit und Hingabe geschenkt. Wohl hat in jeder Yoga-Stunde Pranayama seinen Platz. Das bewußte Erleben dessen, was dabei im Organismus geschieht, ist aber meist rudimentär und kommt zu wenig zum Zuge. Leben ist ein energetischer Prozeß. Solange Leben ist, werden Energien aufgenommen, verarbeitet, umgewandelt und eingesetzt. Ich lege in den Stunden großen Wert darauf, diese Energetik bewußt zu machen und dadurch dem Schüler die Chance zu geben, mit seiner Energie umgehen zu lernen. Die Energetik im menschlichen Organismus, so wie sie durch Yoga bewußt wird, ist ein Naturwunder. Wer einigermaßen mit Yoga vertraut ist und auf diese Dinge aufmerksam wird, bekommt allmählich durch die Yoga-Techniken Lebensprozesse in den Griff, die auf seine persönliche Entwicklung und auf die Gesundheit bestimmend einwirken. Kraft, Frische und Entspannung, die nach einer Yoga-Stunde deutlich spürbar werden, sind Beweise dafür, daß etwas geschehen ist und daß es möglich ist, seine eigene Energetik zu lenken. Der Mensch ist in solchen Dingen klein und ungläubig. Er bedarf konkreter Manifestationen, wie des Erlebens der Kraftzunahme innerhalb einer kurzen Zeitspanne, um allmählich den Zugang zu diesen Tatsachen des Lebens zu finden. Wir sind uns zu wenig bewußt, daß überall um uns herum große kosmische Kräfte existieren. Wir sehen sie nicht, und sie kommen erst durch Übung in unser Bewußtsein. Der Körper ist ein echter Transformator für Pranakraft, die im Organismus manifest wird. Durch Umwandlerstationen im Körper, die Tschakra, wird Prana als körperliche und mentale Energie aktiv. Ähnliches gilt für die Energie, welche durch die Nahrung unserem Körper verfügbar wird. Vieles wissen wir über die Kraftquellen der Ernährung, wenig haben wir aber darüber erfahren, wie dieser Umwandlungsprozeß im Organismus vor sich geht. Diese Ausführungen sollen die Bewußtheit des Lesers im Zusammenhang mit seiner eigenen Energetik steigern und schärfen. Wenn wir lernen, durch Pranayama eine bewußte und aktive Haltung dazu zu gewinnen, dann ist viel erreicht. Man kann sich mit den Yoga-Techniken aufladen, kräftigen, Energie sammeln, und sie nach Bedarf einsetzen. Der Organismus wird für Pranakraft aufnahmefähiger, wenn man ihn dazu trainiert.

Um den Vorgang anschaulich zu machen, erwähne ich eines der kleinen Wunder der Technik, ein Transistorradio. Mit aller Selbstverständlichkeit wird an diesem Apparat die Antenne herausgezogen, damit sie einen guten Empfang der Wellenenergie gewährleiste. Auch stellen wir unseren Autotransistor nicht im Tunnel ein, weil wir wissen, daß bei einer derartigen Abschirmung die Kraftwellen keinen Zugang zum Apparat haben und das Gerät daher nicht funktioniert. Wie aber steht es mit unserem eigenen Organismus? Wir haben nicht gelernt, uns auf Empfang überhaupt einzustellen, wir denken gar nicht daran. Wir haben nicht daran gedacht, daß in unseren Häusern aus Beton, Plastik und Glas geringe Einstrahlung kosmischer Energie stattfinden kann. Wir sperren unsere Kinder in Schulen, die Faradayschen Käfigen ähnlich sind, die ermüden, weil wenig Empfang kosmischer Energie möglich ist. Die Architektur hat an dieses Problem nicht gedacht und beraubt uns, ohne es zu wissen, einer wichtigen Kraftquelle, der Einstrahlung kosmischer Energie. Wenige haben gemerkt, daß es sich in Holzhäusern besser wohnt als in Betonklötzen. Radio und Television brauchen eine Antenne auf dem Dach, wenn sie empfangen und senden sollen. Der Mensch möge zusehen, wo er seine Energie herholt, ganz besonders in den klimatisierten Wohnungen und Hotels, wo nicht einmal die Fenster geöffnet werden können . . .!

Zur Erzeugung des Tones bedarf es im Transistor einer Energieumwandlerstation. Desgleichen braucht der Mensch eine Umwandlerstation, ein Tschakra, welches mit einer bestimmten Funktion beauftragt ist.

Ich möchte an diesem Beispiel noch ein anderes Phänomen erläutern. Fahren Sie mit Ihrem eingeschalteten Radiotransistor einer Hochspannungsleitung oder einer elektrischen Bahnlinie entlang. Der Empfang wird derart gestört, der Lärm so laut, daß Sie abschalten müssen. Glauben Sie nun wirklich allen Ernstes, daß nicht auch auf den Menschen Störungen von elektrischen oder mentalen Spannungen eindringen? Schlechte Gedanken und energetische Kraftquellen können Einwirkungen auf Körper, Seele und Geist haben. Sie können uns in hohem Maße stören. Wir müssen lernen, solchen Störquellen aus dem Wege zu gehen, in unserem Umgang mit Menschen selektiv zu sein, uns abzuschirmen gegen aggressive Umwelteinströmungen. Wir müssen Plätze und Menschen mit guter Ausstrahlung aufsuchen, die Kraft und Gesundheit vermitteln. Als weiteres Beispiel gelte die atmosphärische Ladung vor einem Gewitter, welche den Menschen derart stören und erregen kann, daß er zu Fehlhandlungen neigt. Die inneren Spannungen während der Entladung eines Gewitters können körperlich und seelisch verspürt werden.

Der Umgang mit Energie ist auf der Stufe des Individuums ebenso wichtig wie auf der technischen Ebene. Es ist bekannt, daß Energie auf unserer Erde nicht unerschöpflich ist, und man macht sich bereits Sorgen und Rechnungen darüber, wann die angezapften Energiequellen zu einem Ende kommen werden. Es sind dafür Zeitpunkte berechnet, die nicht gerade zuversichtlich stimmen.

Ein chronisches Energiedefizit stellt sich bei vielen Menschen ein. Kraft- und Mutlosigkeit verbreiten sich. Wir fühlen uns in vielen Fällen hilflos und suchen unseren Energiebedarf auf verschiedenste Arten zu decken. Wir können durch Yoga weitgehend selber darüber bestimmen, wann und wie wir unseren Organismus auf Energieempfang einstellen, um jene Kräfte verfügbar zu halten, die uns Gesundheit, Schaffenskraft und Lebensfreude vermitteln. Ein negatives Abhängigkeitsgefühl in dieser Hinsicht ist nicht die letzte Erkenntnis. Machen wir uns klar bewußt, daß es mindestens zwei wichtige Energiequellen gibt: die Nahrung und den Kosmos. Die Energiegewinnung aus der Nahrung ist uns geläufig, obwohl wir bei weitem nicht das Richtige tun, um diese Quelle angepaßt zu nutzen. Der Sinnengenuß ist bei der Nahrungsaufnahme vordergründig und verleitet zu einer unzweckmäßigen Ernährung. Sicherlich ist der Genuß beim Vorgang der Nahrungsaufnahme wesentlich. Das Bewußtsein einer aktiven Kräftezufuhr ist jedoch ebenso wichtig und beglückend und sollte beim Essen nicht unberücksichtigt bleiben. Ich habe bei indischen Mahlzeiten beobachtet, daß eine Sammlung im Sinne einer Andacht dem Essen vorausgeht, wie es bei Christen, wenn auch selten, noch geschieht. Meine Erkundungen haben ergeben, daß der Inhalt dieser andächtigen Hinwendung zur Nahrungsaufnahme ein Dank für die Speise ist. Der Sinn ist ungefähr folgender: »Speise und Trank mögen aus meinem Körper einen Tempel aufbauen, in dem Kraft, Gesundheit und Andacht sind.« Wesentlich ist dabei das Bewußtsein, das der Hindu dem eigentlichen Vorgang der Nahrungsaufnahme zuwendet. Wir dürfen darin übereinstimmen, daß solche Andacht beim Essen die Nahrungsaufnahme fördert. Ausführliche, oft auch erregte oder gar ärgerliche Tischgespräche, Lesen, Rauchen oder andere Ablenkungen vom Essen sind auf jeden Fall schädlich und zu meiden.

Bevor mit dem Essen begonnen wird, sollte eine sorgfältige Selektion hinsichtlich des Was und Wie stattgefunden haben. Dieser Sektor gehört in den Verantwortungsbereich der Hausfrau. Es ist klar, daß der Qualität und der Quantität der Nahrung ein Hauptgewicht zukommt. Daß wir meist falsch essen, nämlich zuviel, zu heiß, zu kalt, zu oft und nicht das Richtige, dies möge hier als Anhaltspunkt für einen angepaßten Speisezettel genügen. Wer gezwungen ist, oft in Gaststätten zu essen, dessen Organismus muß sich mit Mahlzeiten zufrieden geben, die in keiner Weise den ernährungsphysiologischen Grundsätzen entsprechen. Es gibt über Ernährungswissenschaft soviel widersprüchliche Literatur, daß ich hier nicht näher auf dieses Problem eingehen möchte. Mein Ziel ist es, über die Energieverhältnisse durch Nahrungsaufnahme zu sprechen.

Zur Beruhigung all jener, die vor lauter Theorien kaum mehr ein und aus wissen, sei gesagt, daß viele Yogi der Art und Weise der Nahrung keinen zu großen Wert beimessen. Sie essen, was ihnen entspricht, meiden, was ihnen nicht bekommt, besonders Speisen, die der Gesundheit und dem geistigen Fortschritt hinderlich sind. Während meines Indienaufenthaltes ging ich dieser Frage nach und fand in Lonavla, in einem bedeutenden indischen Aschram, wo Wissenschaftler auf dem Gebiet des Yoga arbeiten, Auskunft in der dortigen Bibliothek. Interessehalber gebe ich hier einen Auszug bekannt, den ich dort aus verschiedenen Schriften erstellt habe. Bei der Wiedergabe halte ich mich an die originale Ausdrucksweise.

Ernährung des Yogi:

Sehr kalte Nahrung darf der Yogi nicht essen.
Strenges Fasten ist nicht nötig.
Der Yogi esse geklärte Butter, dies ist sehr zu empfehlen.
Milch ist sehr zu empfehlen.
Datteln sind sehr zu empfehlen.
Körniger, brauner Zucker ist sehr gut.
Weizen und Korn ohne Spreu sind sehr gut.
Zitrone und Melone sind nicht erlaubt.
Rosenäpfel und ähnliche Früchte sind erlaubt.
Buttermilch ist verboten.
Datteln getrocknet sind erlaubt.
Quark ist nicht erlaubt.
Reine Butter zerlassen ist erlaubt.
Kokosnuß ist erlaubt.
Kleine Gurken sind erlaubt.
Früchte sind nicht erlaubt, sobald sie zu gären beginnen, daher sind unreife Früchte besser (?).
Abgestandenes Essen ist verboten (es wird nichts aufgewärmt, weil es rasch zu gären beginnt).
Gegärtes Essen ist verboten.
Gemüse ist erlaubt.
Hülsenfrüchte geschält sind erlaubt.
Honig ist sehr empfohlen.
Rettich ist erlaubt.
Gekochte oder geriebene Bananen sind gut.

Salz muß gemieden werden.
Weißer Zucker ist nicht erlaubt.
Reis und reisähnliche Körner sind erlaubt.
Brotfladen (Tschapatti) sind erlaubt.

Alles, was sauer, vergoren, salzig, heiß, kalt, abgestanden ist, muß gemieden werden. Der Genuß von Fleisch ist nicht üblich, weil seine einwandfreie Behandlung bei Hitze nicht möglich ist und weil der Hindu kein Tier tötet, auch keinen Fisch, um davon zu essen.

Und noch eine interessante Zusammenstellung aus der Literatur in Lonavla:

Yoga-Diät

Hauptsächlich frische, nicht saure Milch (ich bekam 3mal die Woche in Aschram entrahmte Sauermilch). Weizen, in Brotfladen (Tschapatti) verarbeitet oder in Wasser gekocht. Butter (Ghee), möglichst entsäuert, wie alle Fette. Grobe Weizenarten zu Porridge verarbeitet oder im Wasser gekocht, mit Rohrzucker und Milch. Reis verschieden zubereitet, meist im Wasser gekocht. Honig aus dem Dschungel mit Brot und Butter, aber nie auf dem Feuer erhitzt. Bohnen, Erbsen, Linsen und andere Hülsenfrüchte. Getrockneter Ingwer.

Nie vergessen: Eine Hälfte des Magens fülle mit Speise, ein Viertel mit Wasser und ein Viertel bleibt frei für die Verdauung. Mäßigkeit beim Essen.

Als Symptome falscher Ernährung werden erwähnt: Erwachen aus schweren Träumen, Stuhlverstopfung, schlechter Appetit, schwarze Ringe unter den Augen, trockene Haut und Hautausschläge, Reizbarkeit, schlechte Laune, Konzentrationsschwäche, schlechtes Gedächtnis, Kopfschmerzen, schlechter Mundgeruch, Verdauungsstörungen, Schwindel beim Aufstehen.

Obschon ich mir der Unvollständigkeit dieser indischen Texte bewußt bin, wollte ich sie dem Leser nicht vorenthalten. Es ist klar, daß für unsere westlichen Verhältnisse diese Dinge nicht kritiklos übernommen werden können. Zu meiden sind auf jeden Fall alle denaturierten Nahrungsmittel und alles, was durch chemische Behandlung nicht nur an Nährwert verloren hat, sondern dadurch aggressiv auf den Organismus einwirkt.

Fraglos ist das Ernährungsproblem von jedem Menschen individuell zu lösen, und mir scheint, wenn man sich bemüht, den schlimmsten Gepflogenheiten aus dem Wege zu gehen, und wenn man selektiv und bewußt bleibt, was den Speisezettel anbelangt, dann fällt es nicht allzu schwer, ernährungsphysiologisch einen vernünftigen Weg zu gehen. Auf jeden Fall bin ich jedem Extrem abhold.

Im Zusammenhang mit der Nahrungsaufnahme möchte ich noch auf einige wesentliche Punkte hinweisen, die oft mißachtet werden. Wir essen in der Regel zuviel, zu rasch und zu heiß. Zwei Mahlzeiten am Tag genügen einem erwachsenen Menschen. Wird hochwertige Nahrung genossen, die den Organismus nicht mit Ballast und unnötiger Mehrarbeit belastet, ist die erforderliche Zufuhr an Nährstoffen gewährleistet. Die Abendmahlzeit ist in der Regel überflüssig oder wenn sie eingenommen wird, soll sie die bescheidenste sein. Hochwertig sind alle Getreidearten in den verschiedensten Formen. Getreideflocken, im Keimstadium sorgfältig gequetscht und konserviert, sind wertvolle Aufbaunahrung, die in kleinen Mengen sättigt. Es sind Keimgefäße auf dem Markt, die es jedermann erlauben, seinen eigenen Garten in der Küche zu halten und ständig eine köstliche Nahrung zur Hand zu haben. Es können verschiedene Getreidearten innerhalb weniger Tage zum Keimen gebracht und unmittelbar genossen werden. Es ist nicht nur eine Freude, diese hochwertige Nahrung zu essen, sondern auch, sie keimen zu sehen. Hungergefühl kommt bei dieser Ernährung weniger auf, man fühlt sich satt, und der Körper baut daraus reichlich Energie auf.

Man esse langsam. Die Zunge nimmt während des Essens viel Prana aus der Speise auf. Der Yogi sagt, daß die Speise so lange Pranakraft enthält, als sie einen Geschmack aufweist. Darum kaue man die Speise so lange, bis sie den Geschmack verliert, und schlucke erst dann herunter. Man tut damit einem weiteren yogischen Grundsatz Genüge, wonach man feste Nahrung trinken und flüssige Nahrung kauen soll. Also auch Flüssiges nicht einfach herunterleeren, sondern im Munde behalten, damit Prana über die Zunge absorbiert wird. Wer diese Regeln befolgt, ist mit Andacht dabei und richtig eingestellt. Beim Essen soll man an das Essen denken und nicht an tausend andere Dinge.

Noch ein Ratschlag für Menschen, die trotz dieser Bemühungen schlecht verdauen, die an einem übersäuerten Magen leiden oder sonst Verdauungsbeschwerden haben. Es gibt eine besondere »Verdauungsstellung« unter den Asana, den Diamantsitz. Er gewährleistet eine gute Verdauung dadurch, daß mit dem festen Schluß der Beine die Bauchgegend und damit der Magen-Darmtraktus vermehrten Blutzufluß erhält. Schlaf nach dem Essen ist ungünstig, eine Entspannung dagegen nützlich. Das Manipura-Tschakra arbeitet besser, wenn man ihm nach dem Essen 15 Minuten Entspannung und Ruhe gönnt.

Über den Prozeß der Energiebereitstellung aus der Nahrung besitzen wir einen verhältnismäßig hohen Bewußtseinsgrad. Wir wissen darum und . . . handeln in der Regel nicht entsprechend.

Wenig bewußt ist uns der Prozeß, bei welchem es darum geht, mit Hilfe der Lunge kosmische Energie zu erzeugen. Wer sich darüber Klarheit verschafft und mit Pranayama arbeitet, wird eine Kraftquelle verfügbar machen, die es ihm erlaubt, rasch Energie zu gewinnen.

Beim Studium der theoretischen Grundlagen der Akupunktur ist mir eine sehr nahe Beziehung der Auffassungen zu jenen des Yoga aufgefallen. Magen und Lunge gelten in beiden Fällen als Hauptreaktoren für Energie. Die Akupunktur nimmt an, daß die in Magen und Lunge erzeugte Kraft über die zwölf Meridiane, die teilweise mit den Nadi übereinstimmen, den Organen und dem Körper verfügbar gemacht wird. Nadi und Meridiane spielen die Rolle eines Verteilersystems. Uns ist bekannt, daß der Sauerstoff, welcher durch Atmung in die Lunge kommt, dem Organismus über die roten Blutkörper und die Blutbahnen zugeführt wird. Daß es sich bei diesem Prozeß nicht nur um Sauerstoff handelt, welcher dem Organismus zur Verfügung gestellt wird, dürfte klar sein. Prana ist mehr als Sauerstoff; eine Energie, die noch nicht in ihrem vollen Umfang erfaßt und erkannt worden ist. Was bedenklich stimmt, ist der Umstand, daß wir uns nicht bewußt sind, wie viel wir in diesem Zusammenhang falsch machen. Wir führen uns zu wenig frische Luft zu, schirmen uns von der Aufnahme des Prana ab, sei dies an unseren schlecht gelüfteten oder »konditionierten« Arbeitsstätten oder auch in unseren Wohnungen. Wir bewegen uns zu wenig an der frischen Luft oder dann in einer verpesteten Umgebung. Wir setzen unseren entblößten Körper zu wenig einer freien Einstrahlung von Prana aus, weil wir nicht wissen, daß Prana auch über die Haut in den Körper eindringen sollte. Man kleidet sich in Gewebe aus Kunstfaser, die für Prana keine Durchlässigkeit haben und auch elektrisch sehr ungünstig funktionieren, weil sie den freien Ionen-Austausch nicht nur nicht zulassen, sondern gar schädliche elektromagnetische Felder erzeugen. Wer den ganzen Tag in Kunstfasergewebe gekleidet ist und nachts desgleichen, muß sich darüber klar sein, daß er dem Körper und dem Organismus einen schlechten Dienst erweist. Er hindert die Pranaenergie aus dem Kosmos daran, positiv auf den Organismus einzuwirken.

Man darf sagen, daß auf einem Großteil der Erdoberfläche sorglos und unsinnig mit der verfügbaren Energie umgegangen wird. Technik, Verbrauchswirtschaft und der einzelne Mensch haben einen überdimensionierten Energieverbrauch, ja nicht nur das, sondern auch einen Verschleiß an geistigen, körperlichen und mechanischen Kräften, der völlig unnötig ist. Mit etwas rationellerem Einsatz der Energie könnte sehr viel an wertvoller Kraft eingespart werden. Bezogen auf das Individuum ist zu sagen, daß eine vernünftige Lebensführung, die Ernährung eingeschlossen, genügend Ruhe und Erholung, sinnvolles Verbringen von Freizeit und Ferien, Bewegung an der frischen Luft, Yoga und besonders Pranayama jedem Einzelnen reichlich Gelegenheit bieten, seinen Energiehaushalt in Ordnung zu halten. Dann werden weder Streß noch Abnützungstod, noch seelische Leiden und Müdigkeit an ihn herantreten. Yoga betreiben heißt den besten Weg zur Erhaltung einer kraftvollen, freien und harmonischen Persönlichkeit gehen. Wer Yoga erlebt, der fügt sich freiwillig den Gesetzen der Lebensenergie, er spürt ihnen nach und sucht sie zu erfüllen. Wer im Yoga drin ist, der steht mitten im Funktionellen, mitten im Lebendigen, mitten in der Harmonie oder nähert sich diesem Erleben nach bestem Können an. Wer die kosmischen Gesetze zu seinen eigenen macht, der kann nicht falsch orientiert sein. Die Bereitschaft, sich führen zu lassen, gehört zum Yoga-Weg.

Kundalini-Yoga, der große Weg der Bewußtseinslenkung

Die Beziehungsarmut oder gar Beziehungslosigkeit des Menschen zu sich selber, seinem körperlichen und geistigen Wesen, zu den Mächten, die ihn geschaffen und erhalten, ist ein Symptom einer Zeitkrankheit. Die Orientierung und das Suchen um Hilfe am Äußerlichen erschweren dem Menschen das Zu-Sich-Kommen. Angst, Kleinmut, Mangel an echter Beziehung und Orientierung stehen einer Selbstverwirklichung entgegen. Prozesse der Individuation und Integration der Persönlichkeit sind nicht nur erschwert, sondern für viele nicht möglich oder gar nicht erstrebenswert. So bleiben Kräfte des Individuums ungenutzt, unerkannt und der Weg, der dem Menschen vorgezeichnet ist, wird nicht beschritten. Es bleibt manches Leben unbewußt, und von einer Realisation der großen menschlichen Möglichkeiten ist keine Rede.

Wer mit Yoga in Berührung gekommen ist, dem erschließen sich neue, weite Perspektiven der Menschwerdung in Körper und Geist. Es ist, wie wenn er aus einem dunklen Keller zum Licht käme und seine nähere und weitere Umgebung wahrzunehmen begönne, wie wenn er aus der Begrenzung der Sicht in einem nebligen Tal die Nebeldecke wandernd auf dem Weg zum Gipfel durchbräche und dann plötzlich weite Horizonte, Licht im Übermaß und Sicht in Ungesehenes bekäme. Die Belehrungen über Kundalini-Yoga, die ich von indischen und tibetischen Weisen erhielt, und der psychologische Bezug auf Gespräche mit C. G. Jung und seinen Schülern in meinen Studienjahren haben mir Zugang zu Wesentlichem verschafft. Es liegt mir daran, diese seltenen Einsichten für Menschen zu formulieren, die im Yoga mehr suchen. Was auch mir anfänglich kompliziert und unzugänglich erschien, dürfte so zur Bewußtheit durchbrechen und Suchenden helfen, den großen Weg zu gehen. Es ist ein Weg zum Selbstverständnis und zur Aktivierung der reichen menschlichen Anlagen. Die vorliegende Darstellung schließt bei genauer Befolgung der Vorschriften nicht mehr und nicht weniger Gefahren in sich als irgendeine Asana oder gar ein Kopfstand eines Ungeübten.

Ich möchte behaupten, daß es nötig ist, daß sich der Mensch im Kundalini-Yoga darüber bewußt wird, welche Kräfte zu seiner Verfügung stehen und wie er damit umzugehen hat. Es scheint mir eine arge Begrenzung der Erkenntnisse über seine eigene Natur zu sein, wenn man sich nicht mit den Tschakra und ihren Wirkungen auseinandersetzt und deren Funktionen mehr oder weniger sicher in den Griff bekommt. Wozu sollen diese Lehren sonst gut sein, wenn sie uns nicht zu einer Erweiterung unserer Möglichkeiten führen? Leider fehlt es fast ganz an verständlichen und praktizierbaren Darstellungen gerade auf diesem Gebiet des Kundalini-Yoga. Die bildhafte und verschlüsselte Originalsprache macht es beinahe unmöglich, daß ein Westlicher ohne ausführliche Erläuterungen und Übungen den Zugang zu diesem System findet. Und doch ist es ein Weg zu höchsten Einsichten und Erkenntnissen. Ich halte es für ein ebenso großes Wagnis, ein Leben ohne diese großen Erkenntnisse und Übungen zu verbringen als mit Kundalini-Yoga.

Tschakra und Nadi

Im Kundalini-Yoga lernen wir unsere vitalen und mentalen Lebensräume kennen und uns in ihnen zu bewegen. Was gäbe es Natürlicheres als dies! Es mag zwar manchen Nichteingeweihten befremden, derartige Kraftquellen und Umformerstationen in sich zu wissen, zu erfahren, daß in seinem vorerst beschränkten Bewußtsein Empfänger und Sender für kosmische Energien bestehen. Daß diese Potentiale auf eine ungeahnte Stufe entwickelt werden können und daß er erst in diesem neuen Bewußtsein voll Mensch werden kann, dies mag wohl sein großes Staunen erregen. Der Schüler auf dem Weg wird sich dankbar an eine moderne, verständliche Darstellung des Kundalini-Yoga halten und eine Stufe nach der anderen übend mit neuem Licht erhellen und erfahren.

Wird ein Haus gebaut, dann wird selbstverständlich vorerst ein solides Fundament gesetzt. Darauf werden Stockwerke mit den erforderlichen Räumen aufgebaut. Die Räume werden durch Treppenhäuser und Korridore miteinander verbunden, damit sie erreicht und betreten werden können. Türen bieten Zugang und Fenster lassen Licht herein, wo sonst Dunkelheit herrschen würde. Die zum Leben erforderlichen Heizungen, Apparate und Maschinen werden am richtigen Ort gesetzt. Es werden elektrische Leitungen gelegt, damit von den Erzeugerstationen Energie auf die Apparate gelenkt werden kann, die ohne Strom nicht leistungsfähig wären. Ja, es wird nach Schwach- und Starkstrom unterschieden, damit weder die Leitungen noch die Apparate durch zu große oder zu kleine Stromstärken geschädigt, verbrannt oder überhaupt nicht betrieben werden können. Alles ist in diesem Wohnhaus auf das Trefflichste geplant und entsprechend eingerichtet worden. Und wie steht es mit dem Haus, in welchem unsere Seele wohnt? Gerade dies soll im Kundalini-Yoga erfahren werden. Sieben Stockwerke wurden vom göttlichen Baumeister vorgesehen. In gewissen tibetischen Systemen sind es nur fünf, weil aus benachbarten Tschakra Paare gemacht wurden. Die Differenzierung in 7 Tschakra scheint mir besser, weil wir später sehen werden, daß wir diese Unterscheidungen wohl brauchen können. Die Schöpfung hat, wie gesagt, für alles trefflich vorgesorgt.

Unsere Bewußtseinsräume, die Systeme mit ihren physiologischen und psychologischen Funktionen, das sind die Tschakra. Sie reichen vom Keller bis zum Dachgeschoß und haben alle ihre besonderen Aufgaben zu erfüllen. Sie tun es teilweise unwillkürlich, ohne Zutun unseres Willens. Sie tun es mehr oder weniger gut.

Einzelne Räume und Funktionen sind möglicherweise gestört oder durch Krankheiten beeinträchtigt. Kundalini-Meditation hebt die Tschakra ins Bewußtsein, aktiviert sie und fügt die einzelnen Organismen bewußter in eine höhere Ordnung. Ida und Pingala sind Leitungen, welche zu den einzelnen Kraftzentren führen und die Energie verfügbar machen. Sushumna ist der zentrale Kanal für die Kundalini-Energie, die bei ihrer Aktivierung jeden einzelnen Tschakra vermehrte Kraft zuleitet und schließlich im tausendblättrigen Lotos den Integrationsprozeß der vitalen und mentalen Kräfte in einem einzigen großen Akt der Einswerdung zur Perfektion kommen läßt.

Diese Leitungen sollen durch Asana und Pranayama vorbereitet werden, damit sie die Kraftimpulse aufnehmen und leiten können. Weder sollen sie zu stark noch zu schwach gewählt werden, sondern gerade richtig, um zu gewährleisten, daß angepaßte Verbindungen zwischen den Plexi und Tschakra errichtet werden. Sie sollen sensibilisiert sein für die differenzierten Kräfte, damit weder Überhitzungen noch mangelnde Leitfähigkeit die Prozesse gefährden. Neben den genannten drei Hauptbahnen sorgen Dutzende von anderen feinstofflichen Leitungen für die Kommunikation der Energien zwischen dem grobstofflichen und dem feinstofflichen Organismus.

In Wohnhäusern zu verkehren, macht uns keine Mühe. Im vertrauten Heim finden wir uns zur Not auch bei Dunkelheit zurecht. Andernfalls zünden wir das Licht an. So soll es uns auch im Kundalini gehen: wir müssen bei uns selbst heimisch werden, damit es sich wohnen läßt. Auch im Kundalini kann es geschehen, daß etwa eine Leitung überlastet wird oder eine Sicherung durchbrennt. Sorgen wir für die nötigen Sicherungen, die ersetzbar sind, wenn wir einmal etwas falsch machen.

Wer Kundalini betreibt, der geht gleichzeitig einen körperlichen und geistigen Weg. Er animiert die vitalen und mentalen Prozesse und sucht den ganzen Menschen und nicht nur einen Teil. Das Ergebnis ist eine Ganzwerdung, eine Erlösung aus der Begrenzung in Teilbereichen. In der Übung wird ein Raum nach dem anderen bewußt betreten, erhellt und ausgelotet. Das »Echolot« OM ist dabei immer eine wertvolle Hilfe, denn es wird vom angegangenen Raum umfangen und hilft dem Übenden im tastenden Vorgehen behutsam voran. Die Energie, die beim Durchmeditieren der Räume einfließt und sie zum vollen Leben erweckt, wird teilweise aus den eigenen Reaktoren hergeleitet, teilweise wird sie beim Pranayama aus kosmischer Energie bereitgestellt. Durch Erkenntnis werden die Räume allmählich erhellt, man erkennt ihre Funktionen, und man beginnt sich frei darin zu bewegen. Über die Nadi erwachsen bewußte Bezüge und Beziehungen zwischen den Tschakra und ihren Funktionen, so daß der Mensch besser zu funktionieren beginnt. Dunkelheit (Unbewußtheit und Unwissen) werden durch Erfahrung ersetzt und erhellt.

Kundalini ist Energie, Kraft, Vitalität, Aktivität, also unter dieser Betrachtungsweise etwas uns durchaus leicht Verständliches. Nur müssen wir lernen, mit diesen Kräften umzugehen und hauszuhalten. Weder der psychische noch der körperliche Organismus können ohne Energie bestehen und funktionieren. Kundalini-Yoga ist ein bewußter Weg zu einem harmonischen, einheitlichen und ganzheitlichen Funktionieren, also ein Weg zur Ganzwerdung, zur Individuation. Angst vor dem Betreten dieses Weges ist nicht gerechtfertigt, vorausgesetzt, daß man sich während mindestens zwei Jahren täglich mit Yoga beschäftigt hat oder daß man mit einem erfahrenen Lehrer arbeitet. Das genaue Einhalten der Anweisungen in diesem Buche bewahrt vor möglichen Schädigungen des seelischen oder körperlichen Organismus. Man kann sich mit einem unvorbereiteten Kopfstand oder einem forcierten Pranayama etwa gleichermaßen schaden wie mit einer unvorbereiteten Kundalini-Meditation. Seelisch Belastete sollen nicht nur von der Kundalini-Arbeit, sondern von jeder Meditation Abstand nehmen oder nur in engstem Kontakt mit einem psychologisch geschulten Yoga-Lehrer arbeiten.

Tschakra als Umformerstationen physiologischer und psychologischer Energie

Um die Übungsfolgen sorgfältig vorzubereiten, soll hier der verstandesmäßige Zugang zu den Funktionen der Kraftzentren gegeben werden. Man versuche, das Verständnis für die Funktion der einzelnen Tschakra zu fördern und zu erkennen, daß eine volle Funktionstüchtigkeit derselben, ein harmonisches und vollumfängliches Zusammenwirken der Tschakra unter sich anzustreben ist. Jedes Tschakra übt eine mehr körperliche, also physiologische Funktion gleichzeitig mit einer mehr mentalen, also psychologischen Funktion aus. Wir haben hier einen deutlichen Beweis dafür, daß die Erkenntnisse der Medizin und der Psychologie, wonach das Körperliche und das Seelische als Einheit zu betrachten und zu behandeln sind, eine uralte Basis besitzen. Wenn wir uns nun mit der Funktion der einzelnen Tschakra befassen, dann befleißigen wir uns einer forschenden Haltung, so wie etwa ein an der Radio- und Fernsehtechnik Interessierter zu verstehen sucht, wie die einzelnen Teile der Apparaturen den Wellenempfang, die Umwandlung der Ätherwellen in Bild und Ton erlauben und ermöglichen.

Ich beginne bei dieser Beschreibung nicht mit dem untersten Tschakra, dem Muladhara, wie dies in der Regel geschieht. Es muß vermieden werden, daß Anfänger mit der Aktivierung dieses untersten, animalischen Zentrums beginnen und dort, aus welchen Gründen auch immer, hängen bleiben. Es mag sein, daß Anfänger diese Art der Meditation wieder aufgeben, bevor der ganzheitliche Prozeß beendet ist, daß sie es leid werden, es sich anders vorgestellt haben, ein Unbehagen erleben usw. Solche mißglückten Anfänge können eine ungünstige Überfunktion im Muladhara erzeugen, die gerade dort unerwünscht ist.

Wenden wir uns nun der Bedeutung der einzelnen Tschakra zu.

Anahata-Tschakra oder Herz-Tschakra

Es nimmt eine Mittlerstellung ein, indem es zwischen den animalischen und den geistigen Zentren sitzt und ist in jeder Hinsicht ein »Verkehrsknotenpunkt« zwischen unten und oben, innen und außen. Unten und oben meint symbolisch, was dem Erdhaften oder dem Himmlischen nähersteht. Der Entwicklungsprozeß des Menschen gleicht einem Prozeß der Verfeinerung aus dem Grobstofflichen, Materialistischen heraus zum Feinstofflichen, Geistigen. Man könnte den Fortgang der menschlichen Entwicklung im Kundalini auch so formulieren.

Anahata-Tschakra sitzt im Bereich der Herzgegend im Brustraum drin und ist wesentliches Kommunikationszentrum der ganzen menschlichen Organisation. Dieses Wort Organisation hat hier seine ureigene Bedeutung in dem Sinne, daß von hier aus alle Organe, und zwar die vitalen wie die mentalenergetischen erreicht und versorgt werden. Vergegenwärtigen wir uns das Herz mit seinem den ganzen Körper bestreichenden Gefäßsystem, dann wird uns das Wesen dieses Tschakra verständlich. Kommunikation ist hier, wie bei allen Tschakra, auf physischer und mentaler Ebene zu verstehen. Wir kommunizieren mit Hilfe des Herzens sowohl mit unserem eigenen Organismus und seinen komplexen Funktionen wie mit der Umwelt, dem Nächsten. Gerade beim Herz-Tschakra sind diese beiden Ebenen besonders deutlich und verständlich, was den Beginn mit der Aktivierung der Tschakra in diesem Bereich als richtig und verantwortbar erscheinen läßt.

Der Blutkreislauf ist Träger und Transporteur der Pranaenergie, womit jede Zelle des Organismus versorgt werden muß, wenn er lebens- und funktionstüchtig sein soll. Diese Vorstellung ist beim Durchmeditieren des Anahata-Tschakra elementar und konzentrativ nachzuvollziehen. Das regelmäßige und kraftvolle Pulsieren des Herzens kann man mit etwas Übung im ganzen Körper verspüren und nachvollziehen. Diesen Nachvollzug bringe ich den Schülern schon in den ersten Stunden des Yoga bei. Derart bewußt eingesetzte Vorübungen, die während ein bis zwei Jahren täglich vom Lernenden betrieben werden, bereiten auf Kundalini-Yoga vor. Das strömende, wärmende Gefühl während der Entspannung gehört hierher. Der Organismus erhält so die erforderliche Durchlässigkeit für die im Kundalini-Yoga entwickelten und zu lenkenden Pranaströme. An diesem Beispiel kann der Vorgang der Energieaufladung einer mysteriösen Komponente entledigt werden, indem man statt Pranastrom oder Pranaenergie den etwas engeren, aber verständlicheren Ausdruck »Sauerstoff« wählt. Sauerstoff ist unserem Bewußtsein und dem sogenannten wissenschaftlichen Denken näher als Prana. Sagen wir also: Über die kommunikativen Blutbahnen wird dem Organismus Sauerstoff zugeführt und seine Wirkung kann durch Empfindungen, wie entspannendes Wärme- oder Strömungsgefühl, erfahren werden.

Der Osten setzt im Anahata-Tschakra ein Bildsymbol: die beiden ineinanderstehenden Dreiecke, die sich zum Stern ergänzen. Dieses Symbol ist Kennzeichen dafür, daß hier eine Begegnung zwischen zwei wesentlichen Polen stattfindet, die integrierenden Gehalt aufweisen. Ha und Tha, die beiden Polaritäten des Yoga, bedeuten Sonne und Mond, oben und unten, weiblich und männlich, animalisch und geistig, Yin und Yang usw. Hier ist Mitte, Angelpunkt der Begegnung der Oppositionen, *die* Chance zu verbindendem und verbindlichem Verstehen und Verschmelzen dessen, was zusammenkommen muß. Anahata-Tschakra ist die Ebene des Verstehens und Integrierens, der Begegnung und der Kommunikation. Ein Glück, daß wir mit unserer Kundalini-Meditation beim Wesen und beim Wesentlichen begonnen haben, das immer die Mitte halten wird und uns aus der Mitte heraus sicher macht, den Weg weiter zu gehen! Wir werden auch dann, wenn wir für immer oder doch für längere Zeit hier bleiben müßten, mit unseren Bemühungen nie falsch am Platze sein. Es kann darum bedenkenlos lange und oft, besonders am Anfang, in diesem Tschakra meditiert werden. Wir sind hier auch im eigentlich christlichen Zentrum drin. Christus wird uns durch mittelalterliche Darstellungen mit freigelegtem Herzen nähergebracht, einem Herzen, das offen ist, von einem Strahlenglanz umgeben, der die ausstrahlende, kommunizierende Liebe bildlich verständlich und zugänglich machen will. Die Künstler, die im Bilde darzustellen suchten, was Worte oft nicht vermögen, wußten offenbar um die starke Information, welche aus diesem Bilde spricht.

Auf dieser Ebene müssen wir auch die tibetischen und indischen Darstellungen der Kundalini-Meditation und ihrer Hilfen verstehen. Die Symbole des Ostens sind verschieden von jenen des Westens und sie muten uns deshalb oft fremd an. Wir müssen hinter diesen Bildnereien mehr suchen, uns ihnen meditativ nähern. Die Darstellungen der Tschkra, wie sie bei Avalon im Buch »Die Schlangenkraft« dargestellt sind, sprechen eine beredte und eindrückliche Symbolsprache, die unsere Meditation auf das Wesentliche lenkt und dem Strebenden einen besseren Zugang erlaubt als Worte.

Wer sein Bewußtsein im *Anahata*-Tschakra aufgehen läßt, seine Konzentration ganz dorthin wendet und darin meditiert, aktiviert seine Funktion schon dadurch, daß er sich ihr gedanklich annähert. Konzentration auf Organe oder Körperteile hat zur Folge, daß die Blutzufuhr dort gesteigert wird, daß dort Wärme – ein Nachweis für erhöhte Blutzufuhr – entsteht und daß man verstärktes Strömen findet.

Auf diesen Seiten wird das Erleben beschrieben, das einen bestimmten Bewußtseinsgrad erlangen sollte, bevor mit der eigentlichen meditativen Arbeit begonnen wird.

Was wird durch die Aktivierung des Anahata-Tschakra angestrebt?

Erkennen, Annehmen, Verstehen, Aktivieren, Integrieren, Assimilieren, Verbinden und Einsetzen von Funktionen und Kräften.

Auf *physiologischer Ebene* steht dafür der plexus cardiacus, Herzzentrum, als System mit einer Pumpe (Herz) und Leitungen (Blutadern und Blutgefäße) mit der Aufgabe, Verbindungen im ganzen Organismus herzustellen und denselben mit Nahrung und Kraft zu versorgen. Durch dieses Kommunikationssystem werden Teile und Organfunktionen des Körpers miteinander in Verbindung gebracht, Aufbaustoffe zu- und Abbaustoffe abgeführt. Das Blut funktioniert als Träger von Kraft und Energie.

Auf *psychologischer, mentaler Ebene* steht der plexus cardiacus des Herzzentrums als Träger mentaler, seelischer und geistiger Funktionen, welche die geistige Kommunikation gewährleisten: Kontakt-, Hinwendungs- und Liebesfähigkeit von Mensch zu Mensch, zwischenmenschliche Beziehungen im weiteren Sinne, Gedanken der allumfassenden Liebe, wie sie der Hinduismus jeder Kreatur gegenüber praktiziert, seelische Belange, Intuition und Empfindungsfähigkeit. Vom Anahata-Tschakra führt »der Weg« der Bewußtwerdung in das Manipura-Tschakra.

Manipura-Tschakra oder Assimilationssystem

In diesem Organsystem wird Nahrung zu Energie umgewandelt. Der Magen und ein Teil des Darmtraktes sind dafür verantwortlich, daß der lebenswichtige Umwandlungsprozeß vollzogen wird, der aus Nahrungsbestandteilen Vitalenergie bereitstellt. Es handelt sich um eine Art alchimistischen Prozeß der Umwandlung vom Grobstofflichen, Undifferenzierten, wie es von der Nahrungsaufnahme her in den Magen kommt, in feinstoffliche Energie. Die Alchimie ist bekannt als Kunst, die aus Minderwertigem Hochwertigeres schafft, und zwar mit Hilfe von Wärme in Einschmelzungsprozessen und chemischen Vorgängen. Was der Magen leistet, kann sehr wohl mit diesen charakteristischen Vorgängen gleichgesetzt werden. Manipura-Tschakra ist ein Ernährungs- und Umwandlungssystem, ein Energiereaktor des menschlichen Organismus. Der Sitz des Tschakra ist zwischen Anahata und Swadhistana, in der Gegend des Nabels unter der Bauchdecke. Dieses Tschakra hat wesentliche vegetative Funktionen und daher Verbindung mit den Systemen des Organismus.

Die aus Mund und Speiseröhre ankommende Nahrung enthält noch soviel Prana, als der Assimilationsprozeß auf der Zunge übrig ließ. Wir sprachen davon, daß die Zunge bei richtiger Nahrungsaufnahme Prana absorbiert. Der Magen nimmt die weitere Scheidung zwischen Ballast und Aufbauenergie vor, und letztere gelangt zur Verfügung des mentalen und vitalen Bedarfes der Persönlichkeit. Die periphere Versorgung mit Energie von diesem Zentrum aus versieht zum Teil das Herz-Tschakra mit seinen Verteilerfunktionen. Nahrungsenergie wird dort verfügbar gemacht, wo sie benötigt wird. Die Nadi (in der Akupunktur die Meridiane) führen die feinstoffliche Energie zu den Bedarfspositionen. Je mehr Energie erforderlich ist, je aktiver sie eingesetzt und verbraucht wird, um so größer muß deren Produktion sein, wenn nicht Raubbau an Kräften betrieben werden soll, wie dies im Streß der Fall ist. Es ist nicht in erster Linie die Quantität der aufgenommenen Nahrung, die über eine günstige Verfügbarkeit an Energie entscheidet, sondern deren Qualität. Hochwertige Nahrung ist ein Gebot des Yoga. Ballast ermüdet den Organismus, insbesondere die Tätigkeit des Manipura-Tschakra, übermäßig und unnötig. Schwer assimilierbare Nahrung verbraucht für den Assimilationsprozeß unverhältnismäßig viel Energie, vornehmlich Wärme. Falsche Nahrung stört den Stoffwechsel, ergibt Ablagerungen von Giftstoffen und überschüssigem Fett.

Werden wir uns bewußt, was für ein wunderbares Tschakra uns zur Verfügung steht, um vitale und geistige Kraft aufzubauen! Dies wird um so bedeutungsvoller, wenn wir daran denken, daß nicht nur Assimilation und Verdauung von fester Nahrung in diesem Tschakra ablaufen, sondern auch mentale Belange denselben Prozeß der Verdauung durchlaufen müssen, wenn sie uns nicht schwer auf dem Magen liegen sollen. Das Annehmen und Verarbeiten dessen, was an unseren Geist und an unsere Seele herantritt, ist von großer Bedeutung für unsere Psychohygiene, unser seelisches Wohlbefinden. Was (im wörtlichen Sinne) nicht verdaut wird, wie es im Manipura mit dem Grobstofflichen geschieht, das legt sich belastend auf die Psyche des Menschen. Nicht-Akzeptiertes wird zum Komplex und nicht selten ins Unbewußte abgeschoben, wo es als Störfaktor ein Eigenleben führt. Ein belastetes Unbewußtes ist freier Beziehungs- und Handlungsfähigkeit nicht mächtig. Wer viel nicht verdaut hat, der ist belastet. Fehlhandlungen und Fehlhaltungen folgen daraus und machen den Menschen problematisch, neurotisch, nervös, gespannt und leidend. Die Psychotherapie weiß, daß viele Menschen an solchen Störungen leiden, und wir wissen nun, daß die Kraft der Assimilation, die für das Manipura-Tschakra steht, in solchen Fällen nicht zur Wirkung gekommen ist. Wer sein Manipura nicht aktiviert hat, wer nicht gelernt hat, Probleme zu akzeptieren, zu assimilieren, zu verarbeiten und anzunehmen, der wird an seiner Seele krank. Annehmen, verarbeiten heißt der Grundsatz, nicht verdrängen und wegschieben.

Dringen wir über dieses Tschakra zu einer derartigen Haltung durch und wir haben eine Chance, seelisch-geistig gesund zu bleiben! Zu gut sind die Rückwirkungen seelischer Störungen auf den organischen Teil des Körpers bekannt. Die sogenannten vegetativen Störungen der Organe und ihrer Funktionen häufen sich.

Die Folgen der Aktivierung des Manipura-Tschakra können sein

auf *physiologischer Ebene:* Verbesserung der Energieaufnahme und Energiebereitstellung durch positiveren Verlauf des Assimilations- und Verdauungsvorganges;

auf *psychologischer Ebene:* leichteres und natürlicheres Annehmen der Umweltbedingungen, besseres »Verdauen« dessen, was von außen auf Seele und Geist einwirkt. Dadurch wird das Mentale mit weniger Komplexen und Problemen belastet, der Mensch hat mehr Chancen, seelisch gesund und im Gleichgewicht zu bleiben.

Atschna-Tschakra oder Drittes Auge

Gerade in der Arbeit mit Atschna-Tschakra wird der Unterschied zwischen rein gegenständlichem Sehen der Umwelt mit Hilfe des Sinnesorganes Auge und dem Erkennen einer nicht sinnlich faßbaren Dimension im Mentalen besonders bewußt. Ich gebe meinen Schülern gerne ein Vorstellungsmodell, welches den Zugang zu dieser geistigen Realität erleichtert. Was gemeint ist, wird im Anschluß an die Übung des Tratak (Kerzenstarren) erfahren.

Starre möglichst lange in eine brennende Kerze, so lange, bis sich der Reflex des Augenschließens nicht mehr aufhalten läßt. Dann schließe die Augen. Nimm das Nachbilden der Kerzenflamme wahr, und zwar am besten indem Du die Augen geschlossen innerlich auf die Nasenwurzel richtest, dort wo Atschna-Tschakra sitzt. Das Schauen der Flamme, des Lichtes ist vorerst noch rein physiologisch erklärbar als Nachbild auf der Netzhaut. Dieses Nachbild physiologischer Natur schwindet nun allmählich und weicht in dem Maße, wie es schwindet, einer inneren Wahrnehmung von Licht. Diese innere Helligkeit, Heiterkeit, Wärme, Energie oder Kraft ist jetzt kein Sinneseindruck mehr, sondern eine mentale Erfahrung und Wahrnehmung. Diese Strahlungskraft als Symbol des Lebens im Geiste ist nun das Wesentliche, was im Atschna-Tschakra erlebbar und nachvollziehbar ist. Der Meditierende wird selber Licht, er stellt den Wandlungsprozeß vom Dunkel zum Licht dar. Dieser besonders prägnante Ansatz dessen, was im Kundalini-Yoga vor sich geht, bildet eine große Hilfe für jene, die suchen und an sich arbeiten. Das Dritte Auge ist der Ort der Erkenntnis, die Umschaltstation, welche die Energie aus der Grobsinnlichkeit ins Mentale, in den Astralleib überführt. Was sich vorerst im ungeschulten Bewußtsein als Ahnung, Intuition oder

Möglichkeit andeutet, das wird auf dieser Bewußtseinsebene gesichertes Erleben.

Der Sitz dieses Tschakra liegt im Schnittpunkt von zwei Linien, deren eine durch die beiden Gehöröffnungen und die zweite durch Nasenwurzel und Hinterhaupt gehen, also an der Basis des Gehirns. Dieser Ort entspricht ungefähr dem Sitz der Hypophyse. Wenn wir physiologisch mit der Auffassung einig gehen, daß die Hypophyse wesentliche Steuerungsfunktionen im Gesamtorganismus versieht, dann können wir dem Atschna-Tschakra auf psychologischer Ebene eine bedeutende Rolle für Erkenntnisprozesse im Mentalen zuordnen. Wer Atschna-Tschakra bewußt macht, wer die Kundalini-Kraft in diesen Tschakra aktiviert, dem werden Einsichten in die geistige Welt erschlossen. Wer erkennt, daß die geistige Welt für ihn persönlich als gesicherter Erlebensraum über der rein physisch-materiellen Existenz steht, der hat die Angst vor dem Tod überwunden. Für ihn ist das Leben Mittel zur Verwirklichung einer geistigen Wirklichkeit und der Tod Befreiung des Geistes aus einer Bindung, die er zur vollen Darstellung seiner Existenz benötigt. Der Tod ist dann ein neuer Anfang, *die Chance* des erwachenden Bewußtseins auf einer anderen Stufe.

Das tibetische Meditationssystem, das hier der Kundalini-Arbeit zugrunde liegt, scheint mir besonders weise. Es umgeht die oft fälschlicherweise übertrieben dargestellten Gefahren des Kundalini. Diese Meditationen beginnen niemals im Muladhara, im Unbewußten oder Dunkeln, sondern im Herzen (Anahata). Man holt sich erst Licht, einen gewissen Grad an Bewußtheit und Erkenntnis im Atschna-Tschakra, um dann erst mit diesem Licht in den Keller zu gehen und zu arbeiten. Die Gefahren, daß man mit Hilfe dieses Lichtes und dieser Bewußtseinsstufe im Dunkel anstößt oder fällt, sind geringer oder ganz umgangen.

Auf *physiologischer Ebene* bringt die Arbeit mit dem Atschna-Tschakra Steuerung von Vitalvorgängen. Auf *psychologischer Ebene* eröffnet diese Arbeit Einsicht über die raum-zeitlichen Begrenzungen hinaus in die geistige Welt mit ihrer Unbegrenztheit, ihrer kosmischen Weite. Die Entwicklung vom *Ich* zum *Selbst* bahnt sich wesentlich auf dieser Bewußtseinsstufe an, indem Angstfreiheit und Beheimatung im Geistigen neues Erleben ermöglichen.

Swadhisthana-Tschakra oder Ausscheidungssystem

Dieser plexus heißt hypogastricus und liegt zwischen dem Manipura und dem Muladhara-Tschakra unterhalb des Nabels. Wie alle anderen Tschakra hat auch dieses für sich und im Zusammenhang mit dem Gesamtorganismus seine Funktionen. Der Organismus würde binnen kurzer Zeit vergiftet, wenn nicht ein unmittelbarer, fortlaufender Abbau all jener Stoffe stattfinden würde, die ihn belasten. Die funktionelle Ausscheidung dieser Gift- und Abbaustoffe muß gewährleistet sein. Dies betrifft insbesondere den durch Nahrungsaufnahme zugeführten Ballast und die Flüssigkeiten, die der Organismus nicht gebrauchen kann. Darmtraktus, Nieren und die Haut gewährleisten diese Ausscheidung.

Dieses Tschakra steht psychologisch auch für das Ausscheiden seelischer Belastungen, Fehlhaltungen und Komplexe. Der Mensch würde unter der geistigseelischen Belastung rasch zugrunde gehen, wenn ihr Abbau nicht funktionieren würde. Wir sahen bei den Funktionen des Manipura-Tschakra, daß dort die Verdauung lokalisiert ist, und zwar das Verdauen sowohl der grobstofflichen wie der feinstofflichen, psychischen Anteile. Swadhisthana sorgt für die Entfernung dessen, was nicht verdaulich ist. Ein psychophysischer Organismus, der gesund bleiben soll, muß jede Sekunde ausscheiden, was ihn belastet. Wie nötig haben wir dieses Tschakra! Denken wir an die unsinnigen Ernährungssitten unserer Breitengrade. Was für ein schädlicher und unnötiger Ballast wird auf dem Genußweg aufgenommen! Wir nehmen viele dem Organismus schädliche Stoffe und gar Gifte zu uns. Es muß geradezu als ein Wunder erkannt werden, daß der Organismus damit fertig wird. Leider bleiben gewisse Ablagerungen falscher Ernährung nicht selten liegen und bilden Krankheiten. Es gibt bestimmte Asana, wie z. B. die »Heuschrecke«, welche die Nieren zur Ausscheidung anregen, was man unmittelbar nach einer Yogastunde als willkommene Möglichkeit zur Harnausscheidung verspürt. Die Nieren – wie übrigens auch der Darmtrakt – liegen im Bereich des Swadhisthana-Tschakra.

Man kann von Glück sprechen, daß die Seele ihren Schutz- und Abbaumechanismus hat. Was für ein Unrat, wieviel Unverdauliches und Giftiges wird stündlich an den Menschen herangetragen. Dies auszuscheiden, gehört mit zu den Funktionen der Yoga-Übungen. Die Aufgaben dieses Tschakra werden zu wenig erkannt und zu wenig aktiviert. Es kommt zu Ansammlungen von Unrat, zu Stauungen von Problematischem, so daß der Mensch darunter zu leiden und zu kranken beginnt. Asana, Pranayama und besonders die Reinigungstechniken aktivieren die Ausscheidung.

Wir fassen zusammen, was Swadhisthana physiologisch und psychologisch leistet.

Physiologisch: Abbauen und Ausscheiden von überflüssigem Nahrungsballast, von Giftstoffen, die aggressiv auf den Organismus einwirken.

Psychologisch: Abbau und Elimination dessen, was Seele und Geist auf die Dauer stören und belasten würde. Die psychologischen Aggressivitäten der Außen- und Innenwelt neutralisieren und abbauen, um seelisches Gleichgewicht zu erhalten.

Muladhara-Tschakra oder Fortpflanzungssystem

Es handelt sich um das Tschakra, das am bekanntesten ist und auch zu oft isoliert meditiert wird, was zu Fehlhaltungen und Verirrungen führt. Es wird plexus pelvis, oder sacralplexus genannt.

Muladhara ist die Urheimat von Kundalini, der Kraft, die dem Leben innewohnt. Kundalini ist jene Energie, die in jedem Tschakra aktiv werden muß, wenn der Organismus richtig funktionieren und der Prozeß der Integration und der Menschwerdung zur Vollendung geführt werden soll. Menschen haben in diesem Tschakra geläufige Symbole gesetzt, nämlich die Fortpflanzungsorgane von Frau und Mann, Yoni und Lingam. Wie in diesen beiden Organen die potentielle Möglichkeit und Kraft liegt, etwas Drittes zu zeugen, so muß im Meditationsprozeß Entgegengesetztes zusammenkommen, aus einer Zwei- und Vielheit das *Eine* werden. Wenn wir uns auf diese Weise unterhalten und darüber bewußt werden, was östliche Symbole uns sagen wollen, dann erhellt sich unser Weg zusehends. Muladhara ist erforderlich, um Vitalkraft zu zeugen. Hier wird Kraft aktiviert, welche alle Tschakra durchläuft, auf ihrem Weg zündet, belebt und verbindet. Diese Kraft wird in dem Moment, wo alle Tschakra meditiert und durchlässig sind, mächtig aufsteigen, das Individuum mit schöpferischem Genius lebendig machen zu einem Erleben auf einer neuen Bewußtseinsebene. Wenn diese Kraft als weibliche Schlangenkraft dargestellt wird, dann liegt auch diesem Vergleich symbolischer Gehalt zugrunde. Hier ist Unbewußtheit bis zum Moment, wo bewußte Erkenntnis durch das Atschna-Tschakra einzusetzen beginnt. Unsere Symbole dafür sind das Unten, das Dunkle, das Weiblich-Erdhafte, das

Mütterliche, das Unbewußte.

Auch in der westlichen Psychotherapie geht es darum, Unbewußtes, Dunkles bewußt und hell zu machen, damit es angenommen und nicht verdrängt wird. Annehmen heißt verstehen. Meditation nach dem Kundalini-System ist Darstellung eines Bewußtwerdungsprozesses, eine Arbeit, die in Synthese ausmünden muß. Diese Synthese leistet die Kundalini-Kraft, das Schöpferische. Aus diesem Grund erachte ich die Bewußtwerdung dieser schöpferischen Potenz für so wichtig. Ich stelle die Kundalini-Meditation als *Weg* dar und bin überzeugt davon, daß auf diesem Weg die Verwirklichung des menschlichen Auftrages möglich ist, ja daß der Mensch diesen Weg gehen *kann*, wenn er die Chance, die ihm durch seine Geburt gegeben ist, erfassen und realisieren will. Es ist gefährlicher, mit unbewußten und ungeweckten Mächten in seinem Inneren zu leben als mit ihnen bewußt umzugehen. Der Mensch beginnt wirklich zu leben, der mit Kundalini leben gelernt hat. Aus der Geistigkeit heraus, welche mit dem Kundalini-Weg wächst, erstehen dem Meditierenden jene Einsichten, zu denen er fähig und aufgerufen ist. Darum messe ich echter Kreativität große Bedeutung zu. Wer nicht in jeder Minute echt von innen heraus schöpferisch ist und spürt, wie Kraft ihn belebt und erhält, der lebt nicht, er vegetiert im besten Falle. Und weiter: Wer sich nicht in seinem Werk, in seinem Sein und in der Arbeit darstellt, der kennt die Beglückungen nicht, welche aus einer harmonisch-aktiven Persönlichkeit heraus möglich werden.

Es ist unzweckmäßig, eine Kundalini-Meditation im Muladhara zu beginnen. Überdies ist es gefährlich, weil ein für den Weg Unvorbereiteter auf Hindernisse stoßen muß, die ihn zu Fall bringen können. Eine zu schwache oder eine kurzgeschlossene Leitung wird durchbrennen und Schaden nehmen, wenn sie einen Stromstoß von größerer Intensität aufnehmen muß, als sie dafür bemessen ist. In der Kundalini-Meditation ist es dasselbe. Ida und Pingala und die Tschakra sowie die anderen subtilen Bahnen müssen vorbereitet sein, um jene Kraft aufzunehmen und weiterzuleiten, die im Muladhara geweckt wird. Ist diese Vorbereitung in den Tschakra sorgfältig und gründlich geschehen, wird, symbolisch gesprochen, Kundalini, die inzwischen Erwachte, kraftvoll und schöpferisch hochstoßen durch Sushumna, durch alle Tschakra, um das Individuum bewußt im *Einen* aufgehen zu lassen. Auch hierfür gibt der Osten ein Symbol, das zu verstehen wir uns bemühen sollen: die mystische Hochzeit im Sahasrara-Tschakra, das dem Meditierenden mit dem tausendblättrigen Lotos andeutet, daß er von nun an den Zugang zu unendlichen, unbegrenzten Möglichkeiten menschlicher Existenz hat.

Mehr als in irgendeinem andern Tschakra erleben wir beim Durchmeditieren von Muladhara, daß diese Kraft eine unteilbare Einheit in Körper und Geist ist. Wenn wir vom Schöpferischen sprechen, wird uns bewußt, daß es wohl einen physischen und einen psychischen Anteil hat, daß es aber nur als Einheit eben schöpferisch werden kann. Wir können sowohl für die physischen wie für die psychischen Belange aussagen, daß Muladhara-Tschakra der Sitz der Urenergie, von Kundalini, ist. Hier ist Kraft, die dem Leib und der Seele eignet und dem Menschen verfügbar gemacht werden kann. Hier ist Leben im Urzustand, die Anlage, die Möglichkeit, die Chance zum Leben, das ausgehend von der Geburt einem bewußten Aufgehen im Spirituellen zustrebt, dem *Einen* und damit einem Bewußtseinszustand, der das *Ich* zum *Selbst* führt.

Wischuddha-Tschakra oder Ausdruckssystem

Hier kann der Mensch sich ausdrücken und darstellen. Die Möglichkeit der Selbstdarstellung liegt im Wischuddha-Tschakra. Es entspricht dem plexus cervicus, auch Atmungssystem genannt. Welches sind nun diese Ausdrucksmöglichkeiten, die im Wischuddha liegen?

Ohne den lautlichen Ausdrucksapparat gäbe es kein OM, keinen Urlaut, der am Beginn der Schöpfung erste Verdichtung von Schallwellen dargestellt haben mag und dann das Werden des Kosmos einleitete. Göttlicher Hauch gab dem Menschen Atem und Stimme. Der Mensch kann sich ausdrücken, auf differenzierte Art Seelisches darstellen. Der Atemrhythmus begleitet uns während unserer ganzen Existenz. Das System der Tschakra und der Meditation erhält letzte Gültigkeit und menschliche Prägung dadurch, daß der Träger diesen Ausdruck weitergeben und künden kann. Interessanterweise wird die Kundalini-Meditation durch den Atem gefördert. Ich erwähne die Wechselatmung zur Weckung der Kundalinikraft und zum Durchlässigmachen der Nadi und des Nervensystems, die Bandha mit den Phasen des Kumbhaka, also einer bewußten, pressenden und einschließenden Arbeit mit dem Atem, welche die Tschakra aktiviert und Kundalini aus ihrem Schlaf weckt, wie es die bildliche Sprache sagt.

Im Wischuddha-Tschakra wird Pranakraft durch die Sprache Ausdruck. Ausdruck ist nicht nur lautliche Äußerung, sondern auch Mimik, Gestik und alles, was als menschliche Äußerung gelten kann. Im Wischuddha ist Bewegung und Vibration durch Prana, typische menschliche Äußerung dessen, was dargestellt werden soll. Von hier aus wirkt das Mantra zurück auf den Übenden und vorwärts in kosmische Dimensionen. Es ist deutlich, daß der Mensch über Laut und Atmung Verbindung zum Kosmischen, zum Unbegrenzten hat, wohin Laut und Atem ohne Behinderung strömen. Ein Mensch, der in Ausdruck und Atmung beschränkt ist, ist im Wesen beschränkt. Der Grad der Beschränkung dieser vitalen Funktionen zeigt den Grad seiner seelischen Störung an. Atmung und OM lösen und befreien. Gehemmte Menschen können durch OM Befreiung von ihren Hemmungen finden. Atmung ist Zugang zur Seele. Was Integration zustande bringt, muß hier zum Ausdruck kommen, wenn es sozialen und zwischenmenschlichen Wert erlangen soll. Weil Meditation nicht Selbstzweck bleiben darf, sondern schlußendlich eine umfassende Synthese zwischen Mitmenschen und Kosmos schafft, müssen Mitteilungsmöglichkeiten wachsen. Nicht Isolierung ist der Endzweck der Meditation, obschon sie auf dem Weg eine Rolle spielt. Meditation führt durch Vereinsamung hindurch. Kommt der Weg zum Ende, gewinnen die einenden Faktoren Übergewicht. Ohne Verständigung keine Einigung. Darum steht als letzte Station befreiende Äußerungsfähigkeit. Was wäre die schöpferische Macht der Kunst ohne Mitteilungsmöglichkeit? Wo wären die großen Werke der Musik, der Malerei, der Dichtkunst ohne Mitteilungsmöglichkeit geblieben? Welches Ringen macht der Schöpferische durch, bis er *die* Ausdrucksform gefunden hat für das, was er darstellen *muß*! Je besser der Kreative integriert ist, desto besser läuft der Schaffensprozeß und desto unmittelbarer ist die Aussage. Ohne Aussage keine Kreativität. Schulen wir also in der Meditation die Fähigkeit, dem Form zu geben, was wir erlebt haben. Jeder Mensch hat Wesentliches mitzuteilen, wenn er den Weg bis hierher gegangen ist. Schlußendlich ist die Äußerung darüber, was der Weg an Erkenntnissen gegeben hat, ein *Werk* von einmaliger kreativer Aussage. Was für eine unmittelbare Kraft spricht aus integrierten Menschen!

Man spricht nicht umsonst vom schöpferischen Genius, der durch den Inspirierten zum Ausdruck kommt, und wir wissen jetzt, wie es zu diesem kraftvollen Akt kommen kann

Die Arbeit im Wischuddha-Tschakra hebt also hervor:

auf *physiologischer Ebene* Mimik, Pantomimik, Laut- und Sprachäußerung, Atmung und OM, physische Darstellung;

auf *psychologischer Ebene* (sofern überhaupt eine Trennung möglich ist) alles, was Seele und Geist hinter der Äußerung an Wesentlichem, Elementarem bereithalten. Hier wird der Mensch Deutung des transzendentalen Wesens, ein Leiter der großen kosmischen Allmacht, die er – des Ichhaften entledigt – im Ausdruck und Werk darstellt, ganz im *Selbst, Eins* mit der Schöpfung.

Sahasrara-Tschakra oder Tausendblättriger Lotos

Sahasrara ist ein Begegnungs-Tschakra. Hier erlangt der Meditierende den individuell höchstmöglichen Bewußtseinsgrad. Ist dieses Stadium realisiert, dann ist das beschränkte »Ich-Bewußtsein« im psychologischen Sinne überwunden. Der Bewußtseinszustand, der auf dieser Stufe erlangt werden kann, gleicht einem Aufgeben aller einschränkenden Ich-Bezüge zugunsten eines Freiwerdens von beengendem Denken und Fühlen. Stoffliches und Dingliches verlieren ihren zwingenden Vorrang, und die geistigen Bezüge erlangen eine neue Dimension der Freiheit in kosmischen und göttlichen Bereichen. Diese neuen Bezüge werden bildlich mit dem tausendblättrigen Lotos dargestellt und sind jenem Menschen wegweisendes Sinnbild, der sich schwer vorstellen kann, was mit Sahasrara-Tschakra gemeint ist. Unser gewöhnliches Bewußtsein ist eben nicht oder nur mit Hilfsvorstellungen in der Lage zu erkennen, wessen es im neuen Zustand fähig werden mag. Dieser Befreiungszustand wird vom Yogi als Segen, Gnade und Endziel seiner Bemühungen um das Menschwerden empfunden. Die Bezeichnung dafür ist Samadhi im Yoga, Satori im Zen und Integration der Persönlichkeit in unserer westlichen Psychologie.

Von diesem Integrationszentrum aus wird der integrierte Mensch sein Leben anders sehen, erleben und einrichten. Völlig neue Orientierungen werden Körper und Geist lenken. Weitere Sicht, größere Einsicht werden verfügbar, und die vitalen Energien, die nun den ganzen Organismus intensiver und ganzheitlicher erfüllen, erfahren menschlicheren Einsatz und Bezug.

Dieses Tschakra liegt im Bereich der Schädeldecke und ist örtlich identisch mit einem wichtigen Punkt der Akupunktur auf dem sogenannten Tou Mo.

Sind alle Tschakra durchgearbeitet und bereit, Kundalini zu

empfangen und ihre Kraft aufzunehmen, dann sind sie durch Meditationsarbeit bereit geworden, ein integrierter Bestandteil der körperlich-geistig-seelischen Einheit der Persönlichkeit zu werden und ihre volle Funktion zu versehen. Die Tschakra sind nun durchlässig, die Nadi leitfähig für die integrierende Macht und Kraft, die bis in die höchsten Bewußtseinsstufen hochsteigen kann. Kundalini im Sahasrara-Tschakra wird höchste Erkenntnis und Einsicht in das Wesen der Existenz und damit höchste Verwirklichung menschlichen Auftrages und menschlicher Möglichkeiten.

Wenn die buddhistische Meditation auf dem Scheitel des Buddha als Quintessenz der Bemühung um Perfektion einen Edelstein oder einen kleinen Buddha darstellt, dann ist damit gemeint, daß hier das Kostbarste, das Ideal Wirklichkeit werden kann.

Zusammenfassung über den Kundalini-Weg

Für den Menschen bestehen Möglichkeiten, innerhalb seiner körperlichen Organisation und seines Bewußtseins einen Weg der Perfektionierung zu gehen. Dieser Weg macht Funktionen, Erlebnisebenen und Räume verfügbar, die in der Regel ohne Übung und Bemühung nicht erreicht werden. Das Ergebnis der stufenweisen Übung kann sein:

besseres, bewußteres Arbeiten von Organfunktionen,

besseres Funktionieren des Zirkulationssystems mit Herz und Blutgefäßen (Anahata-Tschakra),

vermehrte Aufnahme von Sauerstoff (Pranakraft) durch die Lunge und Verteilung über den Blutkreislauf,

bewußte Assimilation des Prana in der Lunge, in Verbindung mit dem Anahata-Tschakra und dem Wischuddha-Tschakra,

Aktivierung der Nahrungsaufnahme und Bereitstellung qualifizierter Energie durch den Magen (Manipura-Tschakra),

Entgiftung und Entlastung des Körpers durch Aktivierung des Verdauungssystems im Magen-Darm-Traktus (Swadhisthana-Tschakra).

So hat jedes Tschakra seine Funktionen, die dem Übenden zum Bewußtsein kommen.

Der Bewußtwerdungsprozeß ist ein Individuationsgeschehen in dem Sinne, daß das Individuum lernt anzunehmen, zu verstehen und zu aktivieren, was in seinen Möglichkeiten steht. Der Mensch integriert seine Funktionen und Möglichkeiten zu einem einheitlich und optimal funktionierenden System. Auf mentaler Ebene bedeutet dies eine Erhöhung der Empfänglichkeit, der Sensitivität und der Aktivität. Dies hat zur Folge, daß der Übende höheren Einsichten offen wird und damit die dramatischen Bindungen an die sinnliche und gegenständliche Umwelt überwindet. Dies gibt ihm fortschreitende Freiheiten, eine Differenzierung seiner geistigen und seelischen Bereiche und damit die Chance, einem Erleben und einem Sein entgegenzuwachsen, das ihn im transzendental Gültigen, Ewigen und Wahren beheimatet. Umfängliche menschliche Qualitäten und Möglichkeiten werden dabei bewußt und einsatzfähig.

Vital und schöpferisch durch Kundalini-Praxis

Praktische Übungsfolge

Wer regelmäßig Yoga geübt hat, kann daran gehen, die schöpferischen Energiezentren seines Organismus kennenzulernen. Er muß sich dabei bewußt sein, daß es sich nicht um ein Experiment oder eine Spielerei handelt, sondern daß es um sein Wesen geht, das durch Kundalini-Arbeit aktiviert, zentriert und integriert wird. Asana und Pranayama sind Voraussetzung und haben vorbereitet. Empfangs- und Sendestationen des menschlichen Wesens werden sensibilisiert, gerichtet und aktiviert. Das Endergebnis, das wohlverstanden nicht jedem Menschen erreichbar ist, besteht in einem ekstatischen Erleben der großen Erfahrung, einer Erleuchtung durch transzendentales Eingehen des persönlichen Bewußtseins in das kosmische Bewußtsein. Diese Erfahrung ist ein hochindividuelles Erlebnis, das nur durch Gnade oder systematisches Streben erreicht werden kann und das auf einer Bewußtseinsebene sich vollzieht, die sich jeglicher verbalen Beschreibung entzieht.

Es sei nochmals darauf hingewiesen, daß man sich nicht mit der Absicht hinsetzen darf, diese Erfahrung um jeden Preis zu erreichen. Die Aktivierung der Kundalini-Zentren oder Tschakra ist auch an sich, jedes für sich, eine wesentliche Erfahrung innerhalb des Menschseins und wirkt stark auf den allgemeinen Gesundheits-, Bewußtseins- und Erlebnisbereich ein. Jedes forcierte Streben führt zu unerwünschten Rückschlägen und liegt nicht im Rahmen einer harmonischen yogischen Entwicklung der Persönlichkeit.

Es gibt verschiedene Möglichkeiten, sich in den Tschakra zu erleben, sie zu aktivieren und harmonisch ihre Funktionen zu entwickeln. Man kann sich mit OM vibratorisch in die Tschakra einleben. Es ist aber auch möglich, in den Tschakra ein Bewußtsein eines Pulsierens oder eines Kreisens zu entwickeln.

Vorgängig ist es jedoch immer erforderlich, sich durch Asana und Pranayama für jede einzelne Stunde vorzubereiten, um damit einen Bewußtseinsgrad zu schaffen, der die Kundalini-Arbeit nicht nur fördert, sondern unerwünschte Zwischenfälle, wie Stauung der Energie in einem Zentrum, Undurchlässigkeit der Nadi, Mangel an allgemeiner Kondition des zirkulatorischen Systems und des Nervensystems, ausschließt.

Unmittelbar vor der Kundalini-Meditation ist die Wechselatmung während mindestens 5 Minuten, gegen das Ende auch zusammen mit Mula Bandha, zu praktizieren.

Daß ein Yoga-Sitz für die Kundalini-Meditation beherrscht und verwendet werden muß, ist klar.

Jeder Kundalini-Meditation hat eine integrale Entspannung zu folgen.

Also: Sammlungsübung.

5 Minuten Wechsel- oder Kundalini-Atmung in einem Yoga-Sitz (am besten halber Lotossitz oder Siddhasana).

1. Stufe: Anahata-Tschakra / Herz-Tschakra

Wende die ganze Kraft des Bewußtseins in die Herzgegend. Nimm mit diesem Kommunikations-Zentrum intensiven Kontakt auf und werde selber ganz Kommunikation und Verbindlichkeit. Laß Dir Zeit, bis Dein ganzes Wesen mit dieser Kraft identisch ist. Dann wähle entweder OM in einer mittleren Tonlage. Fühle, wie OM das Anahata-Tschakra erfüllt und mitschwingen läßt. Wiederhole OM so lange, bis es das Tschakra voll erfüllt. Oder wähle die Empfindung des Pulsierens oder des Kreisens der Kraft im Herz-Tschakra. Du sollst aber während Monaten nur mit der einen oder der anderen Variante arbeiten. Also entweder OM oder Pulsieren oder Kreisen der Kraft, niemals dauernd wechseln. Das Bewußtsein gewöhnt sich an die eine oder andere Art der Arbeit.

Anahata ist allesverbindende Liebe, universelle Kraft und Vitalität.

Arbeite eine Woche lang nur mit diesem Tschakra, damit es

tragfähig und stark wird. Du kannst auch dauernd nur in diesem Zentrum bleiben und höchste Erfahrungen machen.

2. Stufe: Manipura-Tschakra / Assimilations-Tschakra

Wende Deine ganze Kraft des Bewußtseins in die Nabelgegend. Nimm mit diesem Assimilations-Zentrum intensiven Kontakt auf und werde selber ganz Assimilation, Verdauungs- und Umwandlungskraft. Hier sitzt ein Energie-Reaktor. Hier wird Vitalenergie bereitgestellt. Laß Dir Zeit mit dieser Vorstellung und identifiziere Dich mit dieser, Deiner eigenen Funktion. Bringe die Assimilation zum Tragen durch OM in einer etwas tieferen Tonlage, durch Pulsieren oder Zirkulieren im Tschakra. Laß das Tschakra mit seiner Funktion funktionstüchtig werden. Bleibe eine Woche bei dieser Arbeit, aber nicht dauernd. Dann gehe zur nächsten Stufe über.

3. Stufe: Atschna-Tschakra / Drittes Auge

Wende die ganze Kraft des Bewußtseins in den Raum hinter der Nasenwurzel. Nimm mit diesem Zentrum höherer Erkenntnisfähigkeit intensiven Kontakt auf. Aktiviere Deine Intuition, welche über das Erkennen mit den fünf Sinnen hinausführt. Werde identisch mit Deinen schöpferischen Kräften.

Erfülle Atschna-Tschakra mit einem hohen OM oder mit Pulsation oder Kreisen der Kraft. Beende die Arbeit nicht in diesem Tschakra und arbeite nicht länger als an einem einzigen Tag während 3 Minuten mit Atschna, bevor Du nicht einige Monate lang Kundalini betrieben hast. Wenn alle Tschakra durchgearbeitet sind, kannst Du beliebig lange in jedem Zentrum verharren. Gehe nach der Meditation in diesem Tschakra *immer* weiter zur nächsten Stufe.

4. Stufe: Swadhisthana-Tschakra / Ausscheidungs-Tschakra

Wende Deine ganze Kraft des Bewußtseins in den Raum unterhalb des Nabels, ungefähr in die Körpermitte zwischen Bauchdecke und Wirbelsäule. Nimm mit diesem Ausscheidungprinzip intensiven mentalen Kontakt auf. Laß Dir Zeit, bis Du ganz im Wesen der Läuterung aufgegangen bist. Werde bereit und fähig, Körper und Seele durch die Funktionen von Swadhisthana vom Unreinen,

Kränkenden zu befreien. Werde bewußt in diesem Tschakra durch OM in einer tiefen Tonlage, Pulsieren oder Kreisen der Kraft.

5. Stufe: Muladhara-Tschakra / Zeugungs-Tschakra

Wende Deine ganze Kraft des Bewußtseins ins Muladhara an der Wurzel der Zeugungsorgane. Nimm intensiven Kontakt mit der kreativen Kundalini auf. Aktiviere die Vitalkraft in Dir, werde ganz Vitalität und Urenergie. Hier kannst Du die Macht der Zeugung erleben und nachvollziehen, Zeugung im vitalen *und* geistigen Bereich. Kundalini wird bewußt und damit Vitalkraft verfügbar. Sie wird alle Tschakra mit Energie versorgen und hochdrängen zur Verwirklichung menschlicher Möglichkeiten. Wecke diese Kundalini-Kraft mit einem tiefen OM oder mit der Wahrnehmung eines Pulsierens oder Zirkulierens der Urkraft. Beende nie Deine Kundalini-Arbeit im Muladhara, sonst wird die animalische Urkraft überpolarisiert und das Ziel der Menschwerdung im Geistigen verfehlt. Schreite weiter zur nächsten Stufe, wenn Du Dich vorbereitet hast zur höchsten Selbstverwirklichung.

6. Stufe: Wischuddha-Tschakra / Ausdrucks-Tschakra

Wende Deine ganze mentale Bewußtseinskraft ins Wischuddha in der senkrechten und waagerechten Mitte des Halses. Nimm intensiven Kontakt mit Deiner Ausdruckskraft auf. Jetzt lernst Du sagen, tun und darstellen, was Kundalini ausdrücken kann. Gib Dich nach außen, wie Du gelernt hast zu sein, teile Dich aus diesem Tschakra heraus der Umwelt und der Welt mit in Wort, Haltung und Tat. Tritt aus der Verinnerlichung heraus in Alltag und Grenzenlosigkeit. Hier kann Deine Arbeit mit Kundalini getrost enden. Bist Du so weit gekommen, ist dies Erlösung vom schöpferischen Drang, Befreiung aus dem kleinen Ich, Vorbereitung für das höchste Erlebnis des Samadhi. Geist wird hier Form, Idee Wirklichkeit. Jetzt ist OM im eigenen Hause. Laß es hoch künden, was Du zu sagen hast. Oder aktiviere das Tschakra mit Pulsationen oder Kreisen der Kraft.

7. Stufe: Sahasrara-Tschakra / Tausendblättriger Lotos

Wende Deine ganze mentale Bewußtseinskraft auf einen Punkt, der leicht hinter dem höchsten Punkt der Schädeldecke liegt, und laß geschehen. Wenn Du Yoga nicht nur gewissenhaft praktiziert, sondern auch in Deinem Alltag integriert hast, wenn Du besonders

Yama und Niyama als selbstverständliche Gebote angenommen hast, dann bist Du mit den Gesetzen des Kosmos in Einklang und bereit zum Samadhi. Hier ist Freiheit, ekstatische Erfahrung, Bewußtsein der kosmischen Allmacht durch Übung im rechten Sein.

Hier enden Sehnsucht und Drang der Kundalini-Kraft, das Streben des Menschen nach Erkenntnis und Geborgenheit, das durch die Stufen der animalischen zur geistigen Menschlichkeit durchgebrochen ist zum Bewußtsein des *Einen.*

Laß geschehen, und Du wirst erfahren, wozu Dein Bewußtsein diesen *Weg* erarbeitet hat. OM möge Dein großes Fahrzeug auf der grenzenlosen Reise in die neuerfahrene Dimension sein.

Beende jede Kundalini-Meditation im Anahata oder Herz-Tschakra. Hier bist Du immer richtig, denn die Welt braucht auch Deine Liebe.

Damit endet der Bewußtwerdungsprozeß der Integration der Persönlichkeit. Entspanne Dich nach jeder Kundalini-Meditation auf dem Rücken und komme langsam wieder ins Tagesbewußtsein zurück, so wie Du es Dir zu Beginn jeder Kundalini-Meditation fest vorgenommen hast.

Das Mantra des Guru

Im Anschluß an Kundalini-Yoga verstehen wir die Wirkungen des Mantra besser. Der Zugang zu diesen Techniken erfordert ein Verständnis der Aktivierung der Tschakra. Im Kapitel über Kundalini stießen wir auf das Wischuddha-Tschakra als Möglichkeit des Menschen, sich auszudrücken. Mantrischer Yoga ist Darstellung und Aktivierung durch Wort und Ton. Das Wesen des mantrischen Yoga liegt in einem persönlichen Kontakt zwischen dem Lehrenden (Guru) und dem Lernenden (Sadhaka). Gerade hierin liegt das eigentlich Menschliche, in der Begegnung eines für den Empfang des Mantra Sensibilisierten und eines Lehrers, der diesen Empfangsbereiten findet. Ich führe gerne die Geschichte an, wie mein Guru mich am Ufer des Ganges angesprochen und aufgenommen hat und wie er mir nach drei Tagen der Prüfung das Mantram als Zugang zu den höheren Stufen des Yoga gegeben hat. Die Geschichte ist so typisch für das, was an Fügung erforderlich ist, daß ich sie dem Leser nicht vorenthalten möchte.

Anläßlich meiner Indienreise hoffte ich auf eine Begegnung mit einem bedeutenden Lehrer. Ich traf viele bedeutende Menschen, hatte aber nie den Eindruck, daß es sich um einen Guru handelte. Ich wußte zu viel darüber, wie man eben seinen Guru nicht suchen oder aufsuchen soll, sondern wie sich jener geistige Lehrer, der zum echten Guru wird, seinen Schüler selber sucht. Ich hatte die Absicht, im Aschram, wo ich lebte, ein Buch über Meditation zu kaufen. Es lag noch ein einziges, allerdings fehlerhaftes Exemplar vor. Es war ein Ausschußexemplar, weil der Text umgekehrt in den Einband eingeheftet war. Der Swami, der den Buchladen führte, wollte mir deshalb das Buch nicht verkaufen. Ich bat ihn darum, mir dieses Restexemplar, das offensichtlich niemand erwerben sollte, doch zu geben, weil ich begierig war, dieses von Swami Sivananda geschriebene Buch zu studieren. Nun, als glücklicher Besitzer dieses Buches über Meditation, setzte ich mich an den Ganges und las darin. Da sprach mich ein Mönch im orangefarbigen Gewande an, lachte und scherzte: »Was tust Du hier?«, indem er auf mein Buch deutete. Er hatte festgestellt, daß ich das Buch vermeintlich verkehrt in der Hand hielt. Es entspann sich ein Gespräch. Der Swami lud mich in seinen Kutir (eine einfache Hütte) ein und beherbergte mich fürsorglich während drei Tagen. Am Abend des dritten Tages sagte er zu mir: »Mach' Dich morgen vor Sonnenaufgang bereit, ich will Dir Dein Mantra geben.« Der Guru hatte all' die Tage für mich das Mantra gemacht, damit es im guten Sinne das Mentale präge. Es gibt auch hierfür eine nette Geschichte, die mir ein Freund des Yoga mitteilte. »Ein Vogel findet einen Samen, pickt ihn auf und gibt ihn auf natürlichem Weg wieder von sich. Der Same fällt zur Erde, bricht auf und es wächst daraus ein Baum. Der Baum treibt Blätter, Blüten und Früchte. Der Same fällt zur Erde. Ein Vogel findet den Samen, pickt ihn auf und gibt ihn dann wieder von sich. Jetzt ist der Same ein Mantra.« Besser als jede Erklärung besagt diese Geschichte, was mit einem Mantra zu geschehen hat, bevor es für den Schüler bereit ist. Der Guru meditiert es so lange, bis es für den Schüler, den er gut kennen muß, paßt.

Dieses Mantra wurde am Geburtstag von Rama verliehen. Rama ist eine indische Gottheit. Zum indischen Pantheon von Gottheiten haben wir wenig Beziehungen. Gottheiten stellen in Indien Projektionen von Teilen unserer eigenen Persönlichkeit dar. Wenn der Inder sich mit einem seiner Götter auseinandersetzt, dann setzt er sich mit einem eigenen Seelenanteil auseinander. Die Absicht ist dabei, so perfekt zu werden wie dieses Ideal, dem man sich zuwendet. Wenn nun einer Shiva-Anhänger ist, und es gibt deren viele (sie bestreichen ihre Stirn mit Asche), dann aktiviert er seinen eigenen Shiva-Anteil der Seele. Das will heißen, daß er ganz im

Wunsch aufgeht, seine Persönlichkeit dem Shiva-Ideal in strebender Hingabe und Übung anzugleichen. Shiva ist Symbol für Überwindung des Bösen, der Problematik, also für Ablösung von allem, was uns behindert.

Rama, eine historische Persönlichkeit, die ähnlich wie Buddha durch Meditation Perfektion erlangte, ist Symbol für unterscheidendes Empfinden. Wer also über Rama meditiert, der wird der Erkenntnis inne, daß intuitive Schau gefördert werden muß, um aus der Problematik des intellektuellen Denkens herauszuwachsen. Intellektuelles Denken ist in der indischen Erkenntnis ein Feind der Integration, weil es Gegensätze schafft, die zwischen mir und dem Kosmisch-Transzendentalen eine Kluft setzt. Diese Spaltungen machen den Alltag zur Last, weil man urteilt: gut und böse, schön und unschön, angenehm und unangenehm usw.

Mein Guru hatte wohl erkannt, daß ich auf dieser Stufe einer Hilfestellung bedurfte, und ich muß ihm recht geben. So schuf er mein Mantra, das ich seither in dem Sinne brauche, wie er es mir als Übung übergab. Meine Chance mit dem Mantra: das Problem durch gezielte Übung überwinden!

Das Mantra ist *die* Meditationsaufgabe für den Schüler, der für diese Yoga-Übung vorbereitet ist. Es wirkt aus dem Wischuddha-Tschakra heraus und auf dieses Zentrum zurück. In der Regel wird es stumm in Serien von 108 Malen wiederholt. Mit dem Mantra kommt Ruhe und Ordnung. Ein Bestandteil der meisten Mantra ist OM, über dessen Bedeutung wir uns bereits unterhielten. Mantra bedeutet Hinwendung und Zentrierung im Wesentlichen. Das Mantra hat einen starken Effekt auf das Mentale, weil es mit Schwingungen arbeitet, die im entsprechenden Tschakra wirken. Wer das Mantra rhythmisch und häufig wiederholt, wird Ausdruck dessen, was das Mantra beinhaltet. Das Mentale richtet sich nach diesen Schwingungen und wird geformt. Die dabei entstehenden Kräfte wirken auf das Emotionelle und auf das Unbewußte. Der Verstand wird ausgeschaltet, weil er das Eingehen in die tieferen Schichten der Persönlichkeit stört. Die Tiefenbezirke beginnen mitzuschwingen und damit eröffnen sich Zugänge auf einer anderen Ebene und durch eine neue Technik, die schlußendlich das einheitliche Bemühen des ganzen Integralen Yoga sind: Führung der Persönlichkeit zum *Einen*. Die Hilfe ist hier eine verbale, mantrische. Nehmen wir sie an, wenn sie uns angeboten wird!

Mantra ist Ursymbol der Ordnung. So wie die tibetischen Mandala höchster Ausdruck des Ordnungsprinzipes sind, und zwar einer bildlich gestalteten Ordnung, so ist Mantra Urprinzip der

Ordnung im Klang, im Laut, im verbalen Ausdruck. Der im Mantra Übende sucht Schutz vor der Unordnung, die aggressiv aus der Umwelt auf ihn einstürmt. Er kommt zur Ruhe, in die Stille und läßt das Mantra anklingen. Damit ergibt sich die Chance, in die Ordnung einzupendeln, in eine Ordnung, die verbindend und verbindlich wirkt, die mantrisch Gegensätze zusammenbringt in eine einzige *Einheit*. Mantra ist außerhalb der Kategorien Raum und Zeit, *Raum ohne Grenzen*, in den der Schüler mit Hilfe des Mantra eintreten kann: die Vergangenheit mit dem, was eben im Mantra ausklang, die Gegenwart in dem, was gerade jetzt im Mantra ist und die Zukunft in der Silbe, die anklingt. Das Erleben der Freiheit und des Aufgehobenseins in einer weiteren Bewußtseinssphäre, als sie das alltägliche Bewußtsein zu geben vermag, ist im Mantra besonders deutlich. Mantra ist Chance zur Freisetzung einer neuen Bewußtseinsdimension, Zutritt zum Erleben der *Ganzheit* und *Einheit*.

Wer auf eine Begegnung mit dem Guru wartet und trotzdem mit einem Mantra arbeiten möchte, um wenigstens der allgemeinen Rückwirkungen auf seine Yoga-Praxis teilhaftig zu werden, dem bietet sich der Weg eines Übungsmantra an.

Es ist ein solches Mantra bekannt und nützlich, obwohl es des individuellen Zuschnittes durch den erfahrenen Lehrer entbehrt. Das Mantra heißt So-Ham. Seine Wirkung auf das Mentale ist groß, ja sie mag für manchen Übenden dieselbe werden wie ein Mantra des Guru, besonders eines Guru, der es mehr dem Namen als seiner Persönlichkeit gemäß ist. Das Einüben des So-Ham ist einfach und hat den großen Vorteil, daß es zugleich eine Atemlenkung gewährleistet. Eine bewußt tiefe, aber leichte Einatmung verinnerlicht das So und eine noch ausgiebigere, vollständige Ausatmung, allerdings ohne Zwang und nur so lange, als sie angenehm und geräuschlos läuft, umfaßt das Ham. So-Ham wird in derselben Folge wie das klassische Mantra in Serien von 108 Malen innerlich lautlos hergesagt. Es zeitigt eine wunderbar stärkende, sammelnde und integrierende Wirkung auf das Mentale. Die Ruhe, die bei dieser geistigen Übung auf den Praktizierenden kommt, prägt ihn mit dem Siegel dieses Mantras: Ich bin Er.

Ich habe dieses Mantra auch Schülern gegeben, die durch ein unpassendes Mantra wesentliche innere Störungen erfahren hatten, einem Mantra, das ihnen in Unkenntnis der Sachlage von irgendwelchen Menschen angeboten wurde, ohne daß eine Beziehung intensiverer und näherer Art die Grundlage bildete. Es wirkt in solchen Fällen als Lösungs-Mantra positiv, indem es das unpassende Mantra ersetzt. Grundsätzlich soll man aber niemals mit mehr als einem Mantra arbeiten, und es darf weder weitergegeben noch anderen mitgeteilt werden. Andernfalls verebbt seine Kraft. Findet dann der Guru seinen gut vorbereiteten Schüler, dann wird er ihm sein individuelles Mantra geben. So-Ham ist ein in Indien sehr bekanntes, beliebtes und wirkungsvolles Mantra, das auch dem Europäer zum ersehnten Zugang zu fortgeschritteneren Techniken im mentalen Yoga verhilft.

OM

Die Kraft, die dem *OM* entströmt, ist etwas vom Ergreifendsten in der Yoga-Praxis. Wer das OM in den Atem hineinzusprechen versteht und es in konstantem, feinem Strom aus sich herausströmen läßt, dem öffnet sich ein Erleben, das mit Worten unvollkommen zu beschreiben ist. Sprich das OM laut oder auch mental und du wirst seiner Kraft und Macht teilhaftig. Es braucht, wie übrigens für das ganze System eines erlebten und ausgeübten Yoga, keine Worte. Übung und Erlebnis sind alles. OM ist das geistige Fahrzeug, das den Übenden über alle Zweifel, alle Begrenzungen und alle Fragen hinaushebt. Das Sagen des OM erfordert eine gewisse Meisterschaft des Pranayama. Der Strom kommt tief aus der menschlichen Mitte (Bauch), aus der Basis der Lungenflügel strömt die Luft über die Stimmbänder, die im Luftstrom mit pranischer Kraft beseelt das OM anklingen lassen. Es können verschiedene Tonarten erweckt werden, wobei der Yogaschüler leicht wahrnimmt, daß je nach Stimmlage andere Bereiche der Seele und andere Tschakra zu schwingen beginnen und immer stärker im konstanten Fluß des OM bewegt werden. So kommt und flieht das OM aus dem Zentrum der Person heraus in die kosmische Atmosphäre und verbindet seelischen Inhalt als individuelles Sein kosmischen Inhalt, universeller Weite. So wie der Klang des japanischen Tempelgongs mit kraftwirkender Gewalt seine Vibrationen aus sich heraus ins Universum verströmt, so kann der Yogi sich mit diesem Ton völlig der Transzendenz verbinden. Wer OM sagt, der muß zwangsläufig seinen Atem kontrollieren und das Ausströmen fein regulieren, auch dies eine bedeutsame Wirkung des OM. Aber die Wirkung geht weit darüber hinaus.

Der Ton muß stufenweise versiegen und erlöschen, wie ein glimmendes Holzstück. Und wenn der Klang versiegt ist, dann klingt das OM im Bewußtsein nach, an- und abschwellend wirkt es

Kraft und meditative Ruhe. Der Übergang vom OM in Meditation ergibt tiefe Eindrücke.

Zur Konzentration auf das Wesentliche und zur Meditation ist OM sehr gut geeignet. Das Bewußtsein richtet sich im OM. OM zieht alle Kraft des Bewußtseins auf sich. Es beinhaltet eine Dynamik des Geistes, die ihn über die Banalitäten hinaushebt und auf die kosmischen Weiten richtet. OM macht frei von jeglicher Hemmung und Beschränkung in Angst und Verzagen. Qualitäten des Absoluten und des Transzendentalen wérden durch OM erlebbar. OM ist Einkehr, Rückkehr, Wendung zum Wesentlichen und zum Wesen, ob es laut oder nur mental rezitiert werde. Es führt zu den Urquellen der menschlichen Existenz und klingt an die Göttlichkeit an.

Mehr als wir Westlichen mag der Inder die tiefe Wirklichkeit des OM ahnen, der sich vorzustellen vermag, daß das OM die allererste Verdichtung von Schallwellen war, die zur Erschaffung der Welt und des Lebens führte. OM wäre dann *der* Schöpfungslaut, der den Beginn des Universums darstellt.

OM führt zur Einswerdung aller Gegensätze, OM ist das Selbst, es kommt aus der Mitte und geht zur Mitte als urlautliche Schwingung. OM verbindet den Menschen mit dem mächtigen Rauschen des unendlichen Kosmos, dem Brahman, dem Universum. OM kann den Sinn des Universums offenbaren.

Gliederung der Integralen Yoga-Lehre

Die Lehre des Yoga hat im Laufe der Jahrtausende eine Aufspaltung in Richtungen und Abarten erfahren. Eine Gliederung stellt Asthanga-Yoga dar. Er umfaßt 8 Zweige, jene Stufen, die auch Patanjali zur Grundlage seines Systems gemacht hat. Zwei Hauptklassen bilden den Rahmen:

A. Bahirang-Praktiken. Sie zielen auf eine äußerliche Vervollkommnung, Haltung des Übenden im Alltag hin.

B. Antaranga-Praktiken. Sie gelten einer Vervollkommnung des Geistigen, Seelischen, Mentalen.

Bahirang-Praktiken

Yama und Niyama. Es handelt sich um eine Sammlung von Geboten und Verboten ethisch-moralischer Art, die helfen sollen, die menschliche Natur zu veredeln und einen toleranten Umgang mit der Umwelt zu gewährleisten. Man soll sein Karma nicht durch unmoralischen Lebenswandel belasten, keinem Wesen Schlechtes zufügen. Quälen, Beleidigen und Töten sind zu meiden. So hat das Mentale die Chance, von Gewissensbissen, Komplexen und Problematik frei zu bleiben, was für unsere Psychohygiene sehr wichtig ist. Keine Problematik stört den inneren Frieden des Menschen, der Yama und Niyama befolgt. Man fördert seine guten Gewohnheiten, befolgt selbstverständlich die Regeln des Anstandes und einer charakterlich positiven Haltung. Es handelt sich um eine Schule des Charakters und der Selbsterziehung. Man hält sich frei von Exzessen an Körper und Geist, bescheidet sich auf der ganzen Linie und ist zufrieden. Aus dieser Haltung heraus lebt der Yogi ein reines Leben im Sinne der Naturgesetze. Sein Bewußtsein ist klar und heiter, ohne die zahlreichen Belastungen, die den weltlichen Menschen bedrücken und ihn an seiner Entwicklung hindern. Der Geist ist gesammelt und ruhig. Yoga sagt, daß seine Ausübung unmöglich ist, wenn der Mensch nicht mit Yama und Niyama beginnt. Dies mag für uns enttäuschend klingen. Denn wer könnte schon von sich sagen, daß er Yama und Niyama wirklich lebt? Trösten wir uns damit, daß wir danach streben, im Verlaufe dieses Lebens auf der großen Leiter wenigstens einige Sprossen zu erklimmen.

Asana und Pranayama sind Praktiken zur Kräftigung und Harmonisierung des Körpers und seiner Funktionen: Körperhaltungen und Lenkung der Energien durch Atmung.

Antaranga-Praktiken

Pratyahara umfaßt bewußte Kontrolle der Sinnentätigkeit und die Fähigkeit, sie abzuschalten. Die Übungen führen dazu, daß man die Reize der Außenwelt mit ihren Störungen eliminiert.

Dharana stellt eine Stufe mentaler Befähigung dar, welche eine klare Konzentration ermöglicht. Das Bewußtsein kann während einer gewünschten Zeit freigehalten werden von jeglicher Bewegung, und kein Zwang zum Denken erhält die Oberhand.

Dhyana ist die Phase der Meditation, die der Konzentration stufenlos folgt.

Samadhi bedeutet eine Erlangung vollkommenen Gleichmutes durch die vorangehenden Übungen, eine Stufe der Integration aller menschlichen Möglichkeiten, die ein Eingehen des persönlichen Bewußtseins in weitere Dimensionen ermöglicht. Damit wird das Erlebnis der *Einheit* bezeichnet.

Aphorismen über die Welt des Yoga

Pratyahara oder Beherrschung der Sinne

Die grobstofflichen Sinne, über die wir die Welt wahrnehmen, sind: Getast, Gehör, Geschmack, Gesicht, Geruch. Sie können unser Bewußtsein mit einem dauernden Schwall von Wahrnehmungen überschwemmen. Wenn wir Sklaven unserer Sinne sind, dann werden wir von den vermittelten Eindrücken übermannt und gekränkt, überfordert.

Wenn wir die Sinneseindrücke nicht bewußt wählen, kommen wir unter Spannungen, die Körper und Seele belasten.

Ein Überangebot an Sinneseindrücken erschwert oder verunmöglicht die Verinnerlichung und den geistigen Weg, weil wir nicht zu uns selber kommen können.

Mit Hilfe der Sinne orientieren wir uns außen und geraten dann außer uns.

Wirkliches Leben aus dem Geist, schöpferisches Tun, ein verinnerlichtes Leben kann nur bei zeitweiliger, bewußter Abschaltung der Sinne möglich werden.

Dieses Abschalten der Sinneseindrücke heißt Pratyahara.

Die Sinne zu disziplinieren und zur Selektivität anzuhalten, ist ein harter und langer Weg der Selbsterziehung.

Wer Pratyahara beherrscht, der kommt mit den Objekten und den von ihnen ausgehenden Reizen nicht mehr ungewollt in Kontakt, er wird nicht mehr dauernd gestört.

Mit unkontrollierten Sinnen sind im Yoga keine Fortschritte möglich.

Wer von der sinnengebundenen Außenwelt abstrahieren kann, der kann den Weg nach innen beschreiten.

Sinnentätigkeit schafft andauernd neue Bedürfnisse und macht begehrlich. Was angenehm an unser Ohr klingt, das möchten wir festhalten. Was uns schmeckt, das möchten wir immer wieder reichlich genießen. Was unseren Geruchssinn betört, das macht uns begehrlicher. Was sich angenehm anfühlt, das möchten wir nicht mehr missen. Was sich hübsch ansieht, das möchten wir immer wieder sehen.

So machen Sinne den Willfährigen sinnlich, süchtig, begehrlich, hörig. Sie fordern Wiederholung, Vermehrung, Horten, Besitzen und fördern den Egoismus.

Verinnerlichung und Selbstlosigkeit sind diesen Tendenzen entgegengesetzt.

Ein Yogi hat wenig Ansprüche und läßt sich nicht in die Abhängigkeit der Sinnlichkeit bringen. Er kasteit sich nicht, ist aber maßvoll im Begehren.

Ein Yogi ißt mäßig und selektiv, er meidet alle Speisen, die nur Ballast sind und die seinem körperlichen oder seelischen Wohlbefinden schaden könnten.

Ein Yogi meidet den Alkohol, weil er sein Bewußtsein trübt und sein durch Meditation differenziertes Nervensystem schädigt.

Ein Yogi raucht nicht, weil er mit Hilfe des Pranayama die Vitalkapazität seiner Lungen gesteigert hat und weil Rauch und Nikotin schwere Vergiftungen zur Folge haben.

Ein Yogi verfügt vorsichtig über seine sexuelle Kraft.

Durch Mäßigkeit erlangt der Yogi große Kraft und strahlende Gesundheit.

Ein echter Yogi versieht seine weltlichen Pflichten mit Sorgfalt und Hingabe, läßt sich aber niemals davon krank machen. Zwischen Übung und Alltag soll kein Unterschied bestehen.

Beschränkung macht ruhig und zufrieden. Wer weniger beansprucht, der muß weniger aufwenden.

Ruhe, Aufenthalt in der Natur, Mäßigkeit im Essen, tägliches Üben des Yoga, Pranayama, mäßige Arbeit, Zurückhaltung im gesellschaftlichen Leben helfen im Pratyahara vorwärts.

Selektives Unterscheiden zwischen Echtem und Unechtem wird durch Beherrschung der Sinne leichter.

Schließe die Augen und kein visueller Eindruck wird dich mehr ablenken.

Schalte das Gehör ab und horche nach innen, dann wird der Geist ruhig.

Verlasse das Körpergefühl und keine Tastempfindung wird die innere Ruhe stören.

Laß Geschmack und Geruch außer acht und sie werden keine Empfindung an das Nervensystem weiterleiten.

Solange man über seine Sinne nicht Meister ist, kann man nicht über sich selber Meister werden und auch nicht zur Meditation übergehen.

Dharana oder Konzentration

Das Leben in dieser Welt, die Betriebsamkeit in Beruf, Familie, Politik und gar die Freizeit, zahlreiche Vergnügungen und Ablenkungen machen unseren Geist rastlos und unbeständig.

Bewußtsein und Verstand sind zahlreichen Zerstreuungen ausgesetzt und finden keine Ruhe.

Die Gedankenkräfte eines rastlosen Menschen sind gering, weil sie dauernd auf neue Ziele ausgerichtet sind.

Viel Energie wird vergeudet, um materielle Reichtümer zu sammeln.

Konzentration verlangt ein Freiwerden von falschem Wollen und Streben.

Wenn sich allmählich die unruhigen Gedanken legen und die rastlosen Wellen des Bewußtseins glätten, dann wird der Mensch empfänglich für Meditation.

Meditation führt zu einem kristallklaren Bewußtsein, zu einem transparenten Geist und zur transzendentalen Erkenntnis der Wahrheit.

Wer sein Bewußtsein für die ewigen Wahrheiten transparent macht, der gibt seiner Seele die ursprüngliche Freiheit wieder.

Reinige daher das Bewußtsein von jahrelanger Mißwirtschaft, mache dich frei von falschen Vorurteilen, mache dich frei zu echten, inneren Erfahrungen.

Konzentration ist erreicht, wenn die Sinne schweigen, das Bewußtsein rein und leer und der Geist ruhig ist.

Konzentration ermöglicht die Durchdringung aller Bewußtseinsschichten bis zu den letzten Erkenntnissen.

Solche Erkenntnisse und echte Freude können nur aus dir selber hervorbrechen als Reflex des Göttlichen Lichtes.

Beruhige die wirbelnden, rastlosen Gedanken und aufsteigenden Bewegungen des Gemütes und du wirst konzentriert sein.

Ist diese Gedankenleere erreicht, dann kannst du dich auf einen Gegenstand, eine Idee, eine Blume oder ein Bild konzentrieren und sie ganz in dich aufnehmen.

Konzentriere dich auf das Licht einer Kerze.

Du kannst dich auch auf die Atmung, auf So-Ham, auf das Herz oder die Nasenwurzel konzentrieren.

So richtet man das Bewußtsein durch Konzentration und macht es stark.

Konzentriere dich ganz auf die Arbeit, die du im Moment tust, und auf gar nichts anderes. Sie wird dir gelingen.

Lege dein ganzes Herz in das, was du tust, und es wird gut getan sein.

Auch die kleinste, unscheinbarste Arbeit ist der Konzentration wert. Überlaß nichts dem Zufall, sondern nur der Kraft deiner ganzen Hingabe.

Pranayama steigert die Konzentrationsfähigkeit.

Pranayama beruhigt und festigt die Gedanken und gibt ihnen höchste Kraft.

Übe Konzentration mehrere Male am Tag, indem du mit Pratyahara beginnst.

Die beste Zeit zur Konzentration ist der frühe Morgen, wenn alles noch ruhig ist. Dann wieder nach Sonnenuntergang, wenn die Geschäftigkeit des Alltags aufgehört hat.

Konzentriere dich auf Ruhe, Glück, Liebe, Kraft, damit du dieser Qualitäten immer mehr teilhaftig wirst.

Ist Konzentration erreicht, kommt es von allein zur Meditation.

Konzentration und Meditation lassen den Geist aus den Quellen des Unbewußten schöpfen und setzen Kraft und Kreativität frei. Meditation führt eine Stufe weiter an die Quellen der schöpferischen, göttlichen Macht und Kraft.

Dhyana oder Meditation

Der Übergang von der Konzentration zur Meditation ist unmerklich, ein Schritt in derselben Richtung auf die Erleuchtung, Samadhi, zu.

Konzentration ist Freisetzen des Bewußtseins für den Prozeß der Meditation, der einem reinen Bewußtsein vorbehalten ist.

In der Meditation füllt sich das Bewußtsein mit einer einzigen auserwählten Empfindung, einem einzigen Gedanken, einer einzigen Idee, einer einzigen Strebung unter Ausschluß von allem Störenden.

Meditation gleicht einem Kraftstrom, der, einmal eingeschaltet, das Bewußtsein durchfließt und in Licht umwandelt.

Licht in der Meditation ist Erkenntnis.

Je länger und je intensiver das Licht in der Meditation, desto tiefgründiger wird die Erkenntnis sein, die es vermittelt.

Geist und Bewußtsein werden in der Meditation stark und von der erwählten Erkenntnis gesättigt.

Meditation ist Nahrung für die Seele. Leere dich und ich werde dich erfüllen.

Wer nicht meditieren kann, dessen Seele darbt.

Wie der Körper rebelliert, so rebelliert die Seele, die keine Nahrung bekommt.

Kultiviere die Blüten der Seele, so wie du die Blumen deines Gartens hegst.

Pflanze Blumen der Liebe, des Friedens, des Mutes, der Dankbarkeit und rotte wucherndes Unkraut aus.

Pflege gute Gedanken in der Meditation, einen um den andern.

Mache sie aufnahmefähig für die Ströme und Vibrationen aus dem Kosmos; es sind die Kräfte, aus denen du neues Leben empfängst.

Stimme dich für die Ausstrahlungen des Guten ab.

Durch Meditation werden die Fähigkeiten des Sendens, Empfangens und Verstärkens von Gedanken gerichtet und gefördert.

Wer regelmäßig seine meditativen Kräfte pflegt, überwindet seine Beschränkungen und wird medial: er sprengt die Fesseln der räumlichen und zeitlichen Begrenzung.

Wir haben alle Kräfte in uns, haben aber verlernt, sie zu gebrauchen und zu entwickeln.

Meditieren stärkt die Intuition und die schöpferischen Kräfte.

Meditation öffnet die Erkenntnis des Ganzen, für die Wahrheit und die Unendlichkeit des Kosmos.

Wahrheit kann ohne Meditation und Selbsterkenntnis nicht erlebt werden.

Frage: »Wer bin ich?« Meditiere darüber, und du wirst überraschende Antworten erhalten.

Die mächtigen Strömungen der Meditation wirken auf das Nervensystem und die ganze Persönlichkeit.

Meditation ist die beste Vorbereitung für das Leben, um es unangefochten und heil zu überstehen.

Meditation macht die Persönlichkeit strahlend und anziehend.

Ausdruck, Sprache, Stimme und Auge strahlen Kraft und Güte aus, wenn der Mensch täglich meditiert.

Wer regelmäßig meditiert, kann in den Gedanken anderer lesen und ihnen seine eigenen Gedanken übermitteln.

Ein meditierender Yogi ist überall und nirgends. Er hat sich den Beschränkungen der Sinne entzogen.

Die Natur des Kosmos ist die Unbegrenztheit, die man sich durch Meditation ins Bewußtsein erhebt.

Durch Meditation baut man sich eine starke Festung auf gegen alles Übel und jegliche Anfechtung.

In der Meditation erlangt man einen Zustand allerhöchster Wachheit, ein Erwachen zu einem neuen Leben.

Der Zustand, der sich in der Meditation als Samadhi einstellen kann, ist tausendmal erhebender und strahlender als jeglicher Zustand, den uns die Sinne vermitteln können.

In der Meditation taucht der Meditierende in ein Meer unendlicher Glückseligkeit, unendlichen Segens und unermeßlicher Freiheit ein.

Nicht jeder Platz ist zur Meditation geeignet. Suche täglich zur selben Stunde denselben ruhigen Platz auf, wo du keine Störung gewärtigen mußt. Es gibt Plätze, wo die geistigen Vibrationen stärker spürbar sind und wo die Meditation fruchtbarer ist.

Im Samadhi wird der Meditierende wunschlos, schwerelos, frei. Einheit, Einsheit, Ungeschiedenheit kennzeichnen den Zustand des Gemütes in Samadhi, jenem Zustand, wo das *Ich* an Aktualität verliert und das kosmische Bewußtsein die Seele erfüllt.

Neues Bewußtsein im Erlebnis der Einheit

Das menschliche Bewußtsein erlebt durch Üben Veränderungen. Es ist interessant und spannend zugleich, wenn man erfährt, daß nicht nur die physischen Bereiche des Organismus durch Training entwickelt werden können, sondern daß auch das Mentale bewußt einer Evolution unterworfen werden kann. Im Gegensatz zum Körperlichen, wo die Leistungsfähigkeit, die Beweglichkeit, die Kraft und der äußere Aspekt des Leibes sichtliche Veränderungen erfahren können, ist dies beim Bewußtsein schwerer erkenntlich. Die Prozesse, die dabei maßgebend sind, lassen sich schwer bezeichnen oder kontrollieren, sie sind weitgehend subjektiv und definitorisch nicht leicht zu bestimmen. Man kann sich die Sache verhältnismäßig leicht machen, wenn man die Folgeerscheinungen eines veränderten Bewußtseins beschreibt. Es ist bekannt, daß eine systematische Arbeit mit dem Mentalen im Yoga dem Bewußtsein neue Erlebenskategorien, wie sie in diesem Buch immer wieder dargestellt sind, eröffnet. Unter diesem Gesichtspunkt kann man sagen, daß diese neuerfahrenen Bereiche des Erlebens dem Menschen bewußt werden oder daß Unbewußtes erhellt und verfügbar gemacht wird. Es handelt sich phänomenologisch um die Geburt eines neuen Bewußtseins, um neue Erlebnisbereiche, die der Persönlichkeit verfügbar werden, so wie ein trainierter Körper fähig wird, mehr und anderes zu leisten als bis anhin im ungeübten Zustand. Es wächst gewissermaßen aus dem Dunkel ins Helle und kann als erhellt, erleuchtet bezeichnet werden, wie wenn es gewachsen wäre und die umgebenden Begrenzungsmauern überblicken lernte. Blick und Einsicht in neue, bis anhin unbekannte Bereiche werden frei, die Perspektiven ändern sich. Beschränkungen und Begrenzungen fallen in dem Maße, als der Mensch seine Sensorien für Geistiges, Feinstoffliches schärft. Je stärker die Sehnsucht nach Erkenntnis, je intensiver das Streben des Menschen nach einem Bewußtsein, das ihn aus der Grobstofflichkeit heraushebt und zum Erkennen anderer Welten drängt, um so leichter werden ihm die Übungen fallen, die zum Ziele führen. Körperliches wie geistiges Training verlangen Hingabe, Ausdauer und System. Beim Yoga greifen die Übungssysteme weitgehend ineinander, ergänzen sich gegenseitig und fördern alle Bereiche der Persönlichkeit.

Die Bereiche, in die das Bewußtsein während des Evolutionsprozesses durch Übung hineinwächst, sind vielgestaltig. Hier wollen wir uns mit dem Erleben der Einheit befassen, zu dem Yoga-Übung vorbereiten kann. Unsere westliche Psychologie würde an Stelle des Begriffes Einheit etwa den Begriff Geborgenheit setzen, Geborgenheit im Urgrund. Der religiöse Mensch kennt das Erlebnis der Einheit als Einheit mit Gott. Der Mystiker würde sagen, Einheit mit dem Urgrund, mit der Schöpfung. Von diesem Gedanken her betrachtet, können Erlebnisweisen als in der Einheit stehend bezeichnet werden, die in Selbstvertrauen, innerer Sicherheit, Angstlosigkeit, Zuversicht, Freude oder Problemlosigkeit zum Ausdruck kommen. Der diesen Erlebnisweisen übergeordnete Faktor ist das Aufgehobensein in einem sicheren Bewußtsein, daß nur das geschehen kann, was im göttlichen, unveränderlichen, kosmischen Willen liegt.

Das Erlebnis der Einheit kann auch unter einem schöpferischen Aspekt betrachtet werden. Wer im Urgrund verankert ist, wer sich als Mittler zwischen Urkräften und dem im Leben Darzustellenden erfährt, der ist kreativ. Innere Schauung und eine Ausdrucksfähigkeit, das darzustellen, was aus Urquellen aufsteigt, ergeben Kreativität. Ein durchintegriertes Einheitserleben führt zu einem starken *Selbst*. Das Zufallen gültiger Aussagen und urgründlicher Gestalt als Kunstwerk ist aus einem Bewußtsein heraus möglich, welches das Einheitserlebnis erfahren hat.

Wie beim ganzen Yoga-Erleben, so ist auch hier nochmals festzuhalten, daß es zwei Wege gibt, die zum Ziele führen, auch zum Ziel des Einheitserlebens: den Weg der Gnade und den Weg der Übung. In der Regel sind beide Wege am Ergebnis beteiligt. Yoga kennt für das Erlebnis der Einheit den Begriff Samadhi. Uns Europäern ist es fremd, weil es eben schwierig ist, ein mentales Erlebnis in Worte zu fassen. Damit daß uns die östlichen Lehrer sagen, daß es unmöglich wäre, Samadhi zu beschreiben, ist uns wenig geholfen. Die Schwierigkeit rührt daher, daß wenige Menschen diese Erfahrung machen, und dies in einer äußerst subjektiven Art. Ferner ist nur ein Bewußtsein in der Lage nachzuerleben, was Samadhi ist, das diese Erlebensstufe selber verwirklicht hat, so daß ein Nichterfahrener nicht verstehen kann, was gemeint ist. Und letztlich ist es so, daß unser Wortschatz nicht oder kaum ausreicht, um mentale, geistige, emotionale Erlebnisse so zu formulieren und darzustellen, daß sie auch nur einigermaßen zu verstehen sind.

Halten wir trotzdem fest, daß das Erlebnis der Einheit einen Erkenntnisprozeß, einen starken emotionalen (gefühlsmäßigen) Anteil und einen intensiven seelischen Bezug beinhaltet. Eine Evolution des Mentalen, das hier als zusammenfassender Begriff all dieser Anteile steht, ist Voraussetzung für das Endergebnis und dessen Intensität. Hier wäre zu sagen, daß Vereinheitlichung der mentalen Anteile, Denken, Fühlen, Empfinden, Intuition, also eine weitgehende Integration der geistigen Persönlichkeit, zum Samadhi führen kann. Wer auf dem Übungsweg und nicht über die Gnade zum Einheitserleben kommen möchte oder muß, der hat einen schwierigen Weg vor sich.

Es möge tröstlich sein, daß auch das Erreichen eines Teilzieles viel gibt. Andererseits sei davor gewarnt, um jeden Preis etwas in der mentalen Entwicklung erzwingen zu wollen. Was nicht erübt, durchlebt und echt erfahren ist, das wird nicht nur nichts fruchten, sondern es kann schaden. Die Chance, Einheit zu erleben oder diesem Erleben näher zu kommen, und darum handelt es sich in den meisten Fällen, ist von großem sozialem, psychologischem und psycho-hygienischem Wert. Ich habe dies in Indien stark erlebt. Der östliche Mensch hat zu seinen mentalen Bereichen, zum Numinosen und zum eigenen Unbewußten eine ganz andere Beziehung als wir. Er lebt, empfindet und denkt einheitlicher als wir. Er ist aus dieser Einheit nicht so weit abgerückt wie wir. Er kann noch meditieren und sich mit der Meditation selber helfen. Zu diesem Urzustand können wir zurückfinden, und daher lernen wir auch die Meditation. Man könnte sagen, der Inder, und der Östliche überhaupt, betreibt ganz bewußt tägliche Psycho-Hygiene, die ihn geistig-seelisch gesund erhält. Er kann gar nicht so weit aus der Geborgenheit, aus der Einheit herausrutschen wie dies uns so oft und gründlich geschieht, ohne daß wir es merken. Ja, wir haben sogar verlernt oder vergessen, daß es so etwas wie eine Mitte gibt und daß dort Abkehr von allen Verirrungen, Problemen und Ärgernissen dieser Welt möglich ist.

Auf jeden Fall ist ein gezieltes Sichbefassen mit diesen mentalen Bereichen auch für den normalen, verhältnismäßig unproblematischen Menschen förderlich. Wir haben dafür ein Beispiel im Kundalini-Yoga, der eine Integration der Persönlichkeit zum Zweck hat. Bei dieser Integrationsarbeit werden die Bereiche des Emotionalen, des Intellektes und des Geistes erfaßt und einem Training nach bestimmten Normen unterworfen. Es scheint mir diese Arbeit an sich selber ebenso wichtig wie jene eines Körpertrainings. Auch der feinstoffliche Mensch hat eine Evolution durchzumachen, wenn er seinem Auftrag gerecht werden will. Daß gerade im Emotionalen sehr zahlreiche Schädigungen bestehen, daß dort Komplexe ihren Ausgang nehmen, Störungen, Fehlentwicklungen und Entwicklungshemmungen vorkommen, ist aus der Psychologie bekannt. Diese Störungen des Emotionalen bilden den Ursprung manchen Unglücks und manchen Fehlverhaltens oder Versagens des Menschen in seiner Umwelt. Die zunehmende Neurotisierung des Menschen ist ein Symptom dafür, daß er mit seinem Emotionalen nicht umzugehen versteht und daß es ihn bedrohlich gefährdet.

Ähnliche Gefährdung ist vom intellektualistischen Verhalten des Menschen zu erwarten. Diese Gefahr wird auch vom Inder klar erkannt und bezeichnet, weil er von seinem ganzheitlicheren Standpunkt aus in der Lage ist, klar wahrzunehmen, daß wir den Intellekt und die damit gewonnenen Erkenntnisse überbewerten. Der Inder traut den Daten, die ihm das Gefühl und die Intuition vermitteln, mehr als jenen, die der Intellekt mitteilt. Verstand und Intellekt bilden Gegensätze. Denken und Intellektualisieren werfen den Menschen aus der Mitte heraus in die Unsicherheit und Fragwürdigkeit. Denken führt aus der Mitte heraus. Das Denken kann im Verband mit einem integrierten Bewußtsein und einer geschulten, einsatzfähigen Intuition hilfreich sein, nicht aber als überbetonte, isolierte Funktion des Intellektes. Wer einseitig intellektualistisch im Leben steht, der ist seinen Aggressionen viel stärker ausgesetzt und auch viel leichter aus der Mitte verrückbar.

Der Gang zur Mitte und damit der Weg zum Einheitserleben ist eine wesentliche Chance und darf nicht dem Zufall überlassen werden, weil er ordnet, klärt, das Leben befruchtet und kreativ macht. Die Entwicklung des Mentalen gehört mit der physischen Entwicklung zusammen. Eine Anthropologie ist ohne mentale Entwicklung nicht denkbar. Die individuelle Entwicklung der Persönlichkeit muß als Einheit innerhalb des psycho-physischen Organismus betrachtet werden, was zu oft vergessen oder mißachtet wird.

Angesichts der Flucht des Menschen vor sich selber, der Langeweile und der Angst, die ihn beschleichen, wenn er mit sich allein ist, angesichts des Überangebotes an Zerstreuungsmöglichkeiten, weltweiten Reisen, einer Motorisierung, die rasch weit weg führt, mag es unpopulär und unmenschlich erscheinen, von Meditation, Ruhe, Sammlung, Verweilen, Einkehr zu sprechen. Und doch ist hier gerade *die* Chance zur Selbstfindung. Wer sich selber gefunden hat, der hat die Einheit, die Mitte, das Göttliche gefunden und hat nichts mehr zu verlieren, nicht einmal das Leben. Denn hier ist das Leben geistig und damit aus der Problematik der materiellen Bindungen und Störungen herausgewachsen. Solchem Bewußtsein ist der Tod nicht Ende, sondern neuer Anfang. Das Bedürfnis nach Einkehr ist schon in weiten Kreisen wach, und das Suchen nach der Einheit, nach der Mitte ist nicht mehr bloß Anliegen eines kleinen Kreises. Die Methoden liegen im Yoga seit Jahrtausenden bereit und können im praktischen Leben verwirklicht werden. Greifen wir bewußter danach und nehmen wir uns die Zeit zur Übung!

Yoga ist ein mentaler Reifungs- und Entwicklungsprozeß, eine Möglichkeit der Evolution innerhalb der Individualität. Yoga setzt Bezüge und deckt Bezüge zum Wesentlichen auf. Wer sich dazu vorbereitet, in diese Bezüge hineinzuwachsen, und dies setzt auch eine Bereitschaft zum Loslassen voraus, der wächst dem Einheitserlebnis zu. Das Loslassen bezieht sich wesentlich darauf, falsche Bezüge fallen zu lassen, Bezüge, wie sie eine falsch orientierte Gesellschaft setzt und wie sie ein fehlgeleitetes Denken und Fühlen annimmt. Unwesentliches im Zusammenhang mit der individuellen Evolution der Persönlichkeit wird hintergründig, und es schieben sich Bezüge zum Wesentlichen in den Vordergrund. Dadurch wird das Erleben umgestaltet und neu orientiert. Diesen Wandlungsprozeß bemerkt man bei vielen Yoga-Schülern sehr deutlich. Er führt allmählich zu einer völligen Umgestaltung des Lebens und des Verhaltens. Ich meine eine lebensgerechte Ernährung, die nicht nur auf die Bedürfnisse des Leiblichen, sondern auch auf eine Verbesserung der geistig-seelischen Bedingungen Rücksicht nimmt, an das Meiden des Schädlichen und das Bevorzugen des

Hilfreichen, an ein systematisches Üben von Körper und Geist, an sinnvolles Verbringen von Urlaub und Freizeit. Eine hilfreiche Beziehungsfähigkeit zur Umwelt, zum Mitmenschen, ein soziales und zwischenmenschliches Verhalten sind Folgen von Einsichten, die durch die Haltung des Yoga geprägt sind. Auf diesem Weg ist der Mensch auf die Einheit ausgerichtet. Die Erkenntnis, daß die ganze Schöpfung mit ihrer Kreatur eine Einheit ist, beginnt zu leben und bietet zahlreiche Gelegenheiten zum Erleben. Dem hilfreichen Menschen wird geholfen, dem offenen Menschen öffnen sich Möglichkeiten, der wesentliche Mensch findet Zugang zum Wesen.

Im Yoga lernt der Mensch, Hilfe dort zu suchen, wo sie ihm zuteil wird. Er wird aufhören, Hilfe außerhalb zu suchen, und sie auf dem Weg nach innen finden. Wer sich mit den wesentlichen Fragen der Existenz auseinandersetzt, der kommt zu jener Religion, deren er im Grunde bedarf, um heil zu bleiben. Wer seinen Glauben verloren hat, der findet ihn in jenen Bezügen wieder, in die ihn die Schöpfung hineingestellt hat, die ihn niemals ganz preisgibt. Hier wird er Geborgenheit erleben und glauben lernen, falls er aus diesem Urerlebnis des spontanen Glaubens herausgefallen ist. Zahlreich sind jene, die zufolge eines reinen Lippenbekenntnisses nicht mehr in dem Glauben im Herzen leben, die mit rein formalen Äußerlichkeiten an einem echten religiösen Erlebnis vorbeileben.

Obschon Yoga keine Religion ist, bietet er vielfältige Möglichkeiten, um zum Glauben zu führen. Yoga ist keine Religion, weil er keinen Religionsstifter kennt. Yoga ist ein praktischer Weg innerhalb eines philosophischen Systems, das den Alltag regelt, Gesetzmäßigkeiten im Umgang mit sich selber und der Umwelt anbietet, um gesund und in der Ordnung zu bleiben. Diese Regeln kann ein Gläubiger jeder Religionsrichtung anwenden, daran wachsen und gesunden. In welche Weltreligion er hineingeboren wurde und welches Glaubensbekenntnis er praktiziert, ist für den Yoga-Weg gleichgültig.

Pater Déchanet hat sich um die Sache des Yoga große Verdienste erworben. Er übt sich selber in dieser Disziplin, und als Benediktiner ist es ihm gelungen, Mißverständnisse, die zwischen Yoga und Religion bestehen, abzubauen. Sein Buch »Yoga für Christen« klärt sachlich auf und orientiert über das Verhältnis von Yoga und Religion.

Es ist völlig verfehlt, zu glauben, daß Yoga dem religiösen Erleben abträglich oder gar feindlich wäre. Wer solches behauptet, der hat von diesem großen philosophischen System des Yoga nichts verstanden. Leider halten diese unbegründeten Vorurteile noch viele Menschen von der Ausübung des Yoga ab. Dabei erfüllt Yoga eine große Aufgabe im Dienste des Menschen, seiner Gesundung und der Gesunderhaltung von Körper und Geist. Yoga kennt keine Grenzen des Alters, der Körperkonstitution, des Glaubens, der Nationen oder der Intelligenz. Gerade in einer Umwelt, die einem nicht vorbereiteten, nicht geübten Menschen körperlich und seelisch beträchtliche Schäden zufügen kann, einer Lebensweise, die schon beim jungen Menschen zu Haltungsschäden führt, müßte jeder einsichtige Mensch erkennen, daß das Angebot, das Yoga macht, schon das Kind in der Schule angeht, für den Jugendlichen körperlich und seelisch wesentlich ist und dem Erwachsenen in jeder Altersstufe große Dienste leistet. Der soziale und der präventive gesundheitliche Wert des Yoga ist unverkennbar und anerkannt. Yoga setzt in seiner Grundkonzeption positive Banden. Alles Trennende und Feindschaftliche ist ihm völlig fremd. Dies ist für jeden vernünftig empfindenden Menschen genug Grund, diese Übung zu befürworten.

Yoga setzt bewußt Beziehung, gerade jene Beziehung zu uns selber, zu unseren Organfunktionen, zu unseren täglichen Aufgaben und zur Umwelt, deren wir so dringend bedürfen.

Es ist auffallend, wie naturnah der Yogi lebt, wie er seine Lebensgewohnheiten dem Natürlichen anpaßt und bei der Natur Hilfe sucht, wenn er ihrer bedarf. Seine wesentliche, der Einheit offene Intuition sagt ihm, was zu tun und was zu lassen ist.

Der Gedanke der Integration geht wie ein starker roter Faden durch das ganze System des Yoga und daraus erklären sich die Hilfen, die hier angeboten sind. Die aufbauende Kraft einer solchen Grundauffassung führt den Menschen, der sich ihr übend anvertraut, zu großen Möglichkeiten.

Yoga und Akupunktur

Yoga verschafft dem Übenden Zugang zu den heilsamen Ordnungen in Körper, Seele und Geist und zum Aufgehobensein in der großen kosmischen Ordnung. Das Ergebnis dieser andauernden Übung führt zu einer ausgeglichenen Gesundheit, einem richtigen Funktionieren des gesamten psycho-physischen Energiehaushaltes und einer ausgewogenen Grundhaltung im Alltag. Ich weise meine Schüler sehr bewußt darauf hin, daß sie zwischen einem ordnenden

Tun in der Yoga-Stunde und einem entsprechenden Verhalten im Alltag keinen Unterschied machen sollten. Ein Leben in Übereinstimmung mit den großen Gesetzen der Natur und der engeren Umwelt ist die Basis eines harmonischen Funktionierens des Menschen.

Yoga und Akupunktur bauen auf denselben Grundgedanken auf. Die Konzeption der Akupunkturlehre beruht auf den polaren Kräften von Yin und Yang, die den gesamten Kosmos, die unbelebte und die belebte Natur durchdringen. Der Mensch steht im Kräftefeld zwischen Himmel (Yang) und Erde (Yin), er ist ein kleiner Kosmos im großen Kosmos. Gesetzmäßigkeiten, die Gesundheit oder Krankheit ergeben, liegen im Verhältnis von Yin und Yang begründet. Gesundheit ist ein harmonisches Gleichgewicht zwischen Yin und Yang, Krankheit ein Mißverhältnis.

Yang ist Aktivität, Spannung, Tätigkeit, Wärme, Kraft, Bewußtheit, Positives, Himmel, Licht, Feuer, Erkenntnis, Männlichkeit, Sommer, Tag, Oben usw. Yin ist im polaren Gegensatz dazu: Passivität, Entspannung, Nicht-Tun, Kälte, Unbewußtheit, Negatives, Erde, Dunkel, Weiblichkeit, Winter, Nacht, Unten usw.

Stehen Yin und Yang miteinander in einem harmonischen Austauschverhältnis, dann sind Leben und Entwicklung gewährleistet. Verschieben sie sich im gegenseitigen Verhältnis, dann entstehen Störungen, Krankheiten, und im Falle einer auseinanderfallenden Trennung dieser Polaritäten treten Ende und körperlicher Tod ein.

Akupunktur als Gesundheitslehre und Therapie für den gesamten Bereich des lebendigen seelischen und körperlichen Organismus erfordert zu ihrem Verständnis ein energetisches Empfinden und Eingreifen von Seiten des Akupunkteurs. Von besonders großem Interesse sind auch die vorsorgenden, präventiven Aspekte und Möglichkeiten dieses Heilverfahrens. Der sensitive Akupunkteur vermag mit Hilfe einer sehr differenzierten Pulsdiagnose die Energielage im Gesamthaushalt des Organismus nicht nur bei bereits eingetretenen Krankheiten zu erkennen, sondern bereits dann, wenn sich energetische Verschiebungen zwischen den Kräften Yin und Yang im Sinne eines Mißverhältnisses anbahnen, das dann zu einem späteren Zeitpunkt zur Krankheit führen kann. Der menschliche Organismus hätte wohl mindestens dasselbe Anrecht auf einen jährlich einige Male stattfindenden »Service«, wie dies bei jeder Maschine unweigerlich notwendig ist, wenn sie richtig funktionieren soll. Eine solche Energieregulierung am Gesunden ist in der Akupunktur möglich und erfolgversprechend. In diesem Sinne ist auch die altchinesische Auffassung zu verstehen, wonach der

Akupunkteur dafür bezahlt wurde, daß er den Menschen in der Ordnung (gesund) hielt, daß er sich dabei aber verpflichtete, eventuell trotzdem auftretende Krankheiten unentgeltlich zu behandeln. Was für eine überraschend gesunde Auffassung einer pflegenden Gesundheitslehre! Im Yoga finden wir einen sehr ähnlichen Grundgedanken darin, daß der Übende, durch Selbsttätigkeit hier allerdings, sich gesund und in Ordnung hält.

Mit einer kosmobiologischen Grundhaltung ist es nicht anders möglich, als daß die Akupunktur in der Therapie den *ganzen* Menschen berücksichtigt. Sie strebt eine naturgemäße, tiefgreifende Gesundung des Gesamtorganismus an. Eine Akupunkturbehandlung berücksichtigt den Menschen in seiner näheren und weiteren Umgebung (Kosmos) mit den Wirkungen eines gegenseitigen Energieaustausches, wie dies im Yoga beispielsweise im Pranayama als Energielenkung durch die Atmung bekannt ist (Sauerstoff, Ionen, Gase, kosmische Pranakräfte usw.).

Die Akupunktur verwendet zur Regulierung der Energie die chinesischen Punkte, die durch Meridiane miteinander verbunden sind und die ihrerseits zugehörige Organsysteme versorgen. Die Vitalenergie, die im Yoga als Prana bekannt ist, zirkuliert auf zwölf Hauptmeridianen (im Yoga über die Nadi). Im Yoga wirken die Asana, das Pranayama und die Entspannung auf diese Kraft. Die Akupunktur verwendet den Nadelreiz, der übrigens weitgehend oder gar völlig schmerzfrei ist, Wärmemoxen oder Massage, um die energetischen Verhältnisse im Organismus zu regulieren. Es gibt chinesische Punkte, die einen anregenden (tonisierenden) und solche, die einen hemmenden (sedierenden) Effekt erzeugen.

Eine Akupunkturbehandlung ist in der Regel eine gezielte Kombination von energetischen Reizen und nicht selten eine Umstimmung im Vegetativen. Die gesetzten Impulse unterstützen den Organismus in seiner Tendenz zur Selbsthilfe in schönster Weise und ohne Einwirkung von Medikamenten mit oft schädlichen Nebenwirkungen. Es wird der Organismus gepflegt, damit der Mensch gesund bleibt. Das natürliche Gleichgewicht wird gewahrt und gefördert. Sozusagen in allen Fällen von Erkrankungen des psycho-physischen Organismus wirken die wunderbaren Nadeln kräftigend, beruhigend, schmerzlindernd, heilend, und sei es auch nur in sogenannten einfachen Fällen, wie sie unsere Zivilisation hundertfach an uns heranbringt. Die Grenzen der Heilung liegen in der Akupunktur ähnlich wie im Yoga dort, wo durch jahrelange Leiden tiefgreifende Organveränderungen oder Organschädigungen stattgefunden haben, wo irreversible Krankheitsvorgänge eingetreten sind. Immerhin ist eine Linderung sowohl durch Yoga wie durch Akupunktur auch in solchen Fällen möglich.

Ein Effekt deutlicher Entspannung, Entkrampfung, eines Schmerzabbaues, einer Harmonisierung der Körperfunktionen, einer allgemeinen Kräftigung, eines Müdigkeitsabbaues und einer verbesserten seelischen Lage ist oft als Folge einer Behandlung festzustellen. Auch psychotherapeutische Wirkungen sind möglich. Wie könnte es für den Eingeweihten anders sein, als daß das ganzheitliche System von Körper *und* Seele auf eine ganzheitliche Behandlung gesamthaft anspricht!

Die Metabolismen des Lebens, die noch wenig erforscht sind, spielen sowohl im Yoga wie in der Akupunktur fraglos eine große, noch nicht voll geklärte Rolle. Sie dürften sich teilweise aber gerade auf diesen Bahnen der Meridiane und Nadi abspielen, die nicht den bekannten Systemen der Nerven-, Blut- oder Lymphbahnen entsprechen. Die Kirlian-Fotografie, der es gelungen ist, etwas von diesen Phänomenen des Energieverlaufes vor, nach und während einer Akupunkturnadelung auf fotografische Platten zu bannen, kommt glücklicherweise dem Mysterium, das Gegenstand des intuitiv Forschenden ist, schon sehr entgegen. Seit ich mich mit den naturphilosophischen Grundlagen und der praktischen Anwendung der Akupunktur beschäftige, sind mir im Yoga viele Belange transparenter geworden. Ein Beispiel: Schlafstörungen können sowohl mit Akupunktur als auch durch Yoga behoben werden. Im Yoga helfen hierbei sogenannte Umkehrstellungen, wie Kopfstand, halber oder ganzer Schulterstand. Die Akupunkturlehre läßt mich die Ursachen folgendermaßen erklären: Schlaflosigkeit ist ein Yang-Zustand im Bereich des Kopfes. Unruhe, rastlose und unkontrollierte Gedanken, Anhäufung von Problemen und Erregung ergeben im Kopf eine Fülle (Yang), die weder Ruhe noch Entspannung (Yin), also auch keinen Schlaf zulassen. Nicht selten ist entsprechend der untere Teil des Körpers, besonders die Füße, kalt (Yin im Übermaß). Polen wir also um, um das Yin in das Yang zu überführen und Harmonie zu schaffen! In einer Umkehrstellung sind die Füße oben, der Kopf ist unten. Der Kopf ist jetzt im Yin (Erde), während er vorher nach oben im Yang war. Die Füße sind im Yang, die vorher kalt im kühlen Yin waren. Nach wenigen Minuten stellt sich der Ausgleich ein. Die Füße werden warm durch ihre Yang-Lage, der Kopf wird kühl und ruhig durch seine Yin-Lage. Das Blut ist aufgrund seiner Eigenschaft als Flüssigkeit Yin und fließt vermehrt zum Kopf. Der Endzustand, hervorgerufen durch die Übung, ist bei wieder eintretender horizontaler Lage der gesuchte Ausgleich zwischen Yin und Yang, und der Schlaf wird das gesuchte Ergebnis sein. Ruhe (Yin) hat die Rastlosigkeit im Kopf (Yang) ausgeglichen.

Was für eine unermeßliche Beruhigung ist es doch, Methoden zu kennen und anzuwenden, die als naturgemäße Verfahren zur Gesundung und Regulierung bewährt sind, die uns helfen, in Ordnung zu bleiben oder wieder gesund und in Ordnung zu kommen, wenn wir es nötig haben!

Weg in die Geborgenheit

Man kann sehr wohl ohne Yoga leben
und reich werden an Gütern.
Wer aber ohne Yoga aus dieser Welt geht,
der ist an einem Weg vorbeigegangen,
der zu unverlierbarem Reichtum führt.

Es ist Tatsache: Licht, Kraft und Freude sind in dir. Vielleicht hast du sie nicht erkannt. Verwirkliche dich im Alltag.

Tiefstes Wissen ist in dir. Du magst nicht tief genug gesucht haben, um Wahrheit zu finden. Entdecke sie in der Meditation. Gehe den inneren Weg.

Denke und handle zuversichtlich. Sei gewiß, daß das Wirklichkeit wird, was kommen muß. Dein Streben soll konstant werden, dann wirst du Erlösung und Erleuchtung finden.

Bewußtsein wird Kraft und Kraft wird Wirklichkeit. Dies ist der Schlüssel zum Geheimnis. Auch wenn Widerstände auftreten, der Fortschritt im Licht der Erkenntnis ist unaufhaltsam.

Darum übe und meditiere.

G. P.

Meditationen und Übungen aus diesem Buch sind Ergebnisse der Arbeit mit Gruppen im Haus für Yoga auf Schloß Paspels. Wer in dieser Gemeinschaft üben möchte, der ist herzlich willkommen. Arbeits- und Kursprogramme werden auf Wunsch gerne zugestellt.

Dr. phil. Gabriel Plattner, dipl. Psych.

Haus für Yoga, Schloß Paspels, CH-7499 Paspels

Psychologie

Alfred Adler · Menschenkenntnis (6080); Über den nervösen
Charakter (6174); Der Sinn des Lebens (6179); Individual-
psychologie in der Schule (6199); Heilen und Bilden (6220);
Praxis und Theorie der Individualpsychologie (6236);
Die Technik der Individualpsychologie, Teil 1: Die Kunst,
eine Lebens- und Krankengeschichte zu lesen (6260);
Teil 2: Die Seele des schwererziehbaren Schulkindes (6261);
Kindererziehung; (6311)

Alfred Adler / Ernst Jahn · Religion und Individualpsychologie (6283)

August Aichhorn · Psychoanalyse und Erziehungsberatung (6233)

Peter Andreas / Caspar Kilian · Die phantastische Wissenschaft,
Parapsychologie: Beweise für das Unglaubliche (1573)

Claus Henning Bachmann, (Hg.) · Psychoanalyse und Verhaltens-
therapie (6171)

Hans Bender · Parapsychologie — ihre Ergebnisse und Probleme
(6316)

Charles Brenner · Grundzüge der Psychoanalyse (6309)

Charlotte Bühler · Das Seelenleben des Jugendlichen (6303)

Klaus Dörner · Bürger und Irre (6282)

Sigmund Freud · Studien über Hysterie (6001); Darstellungen der
Psychoanalyse (6016); Abriß der Psychoanalyse / Das
Unbehagen in der Kultur (6043); Drei Abhandlungen zur
Sexualtheorie und verwandte Schriften (6044); Totem und
Tabu (6053); Massenpsychologie und Ich-Analyse (6054);
Über Träume und Traumdeutungen (6073); Zur Psycho-
pathologie des Alltagslebens (6079); Der Witz und seine
Beziehung zum Unbewußten (6083); »Selbstdarstellung«.
Schriften zur Geschichte der Psychoanalyse (6096);
Der Wahn und die Träume in W. Jensens »Gradiva« mit dem
Text der Erzählung von Wilhelm Jensen (6172); Der Mann
Moses und die monotheistische Religion (6300)

Funk-Kolleg Pädagogische Psychologie Band 1 und 2 (6115/6116)

Reader zum Funk-Kolleg Pädagogische Psychologie
Band 1 und 2 (6113/6114)

Peter Groskurth / Walter Volpert · Lohnarbeitspsychologie (6288)

Eberhard Haas · Selbstheilung durch Drogen? (6262)

Klaus Holzkamp · Kritische Psychologie (6505)

Henry Jacoby · Alfred Adlers Individualpsychologie und
dialektische Charakterkunde (6230)

Arthur Janov · Der Urschrei (6286); Anatomie der Neurose (6322)

C. G. Jung · Bewußtes und Unbewußtes (6058): Über die Psychologie des Unbewußten (6299); Über Grundlagen der Analytischen Psychologie. Die Tavistock Lectures 1935 (6302)

Kritik der bürgerlichen Psychologie (6198)

Theodore Lidz · Der gefährdete Mensch (6318)

Marxismus Psychoanalyse Sexpol, Band 1: Dokumentation (6056), Band 2: Aktuelle Diskussion (6072)

Tilmann Moser · Jugendkriminalität und Gesellschaftsstruktur (6158)

Christine Mylius · Traumjournal (1737)

A. S. Neill, u. a. · Die Befreiung des Kindes (6285)

Robert Ornstein · Die Psychologie des Bewußtseins (6317)

Reuben Osborn · Marxismus und Psychoanalyse. (6279)

Fischer Lexikon Psychologie (FL 6)

Psychoanalyse und Erziehungspraxis (6076)

Ola Raknes · Wilhelm Reich und die Orgonomie (6225)

Josef Rattner · Wirklichkeit und Wahn (6312); Aggression und menschliche Natur (6173); Der schwierige Mitmensch (6186); Gruppentherapie (6223); Psychotherapie als Menschlichkeit (6253); Neue Psychoanalyse und intensive Psychotherapie (6266)

Wilhelm Reich · Die sexuelle Revolution (6093); Die Entdeckung des Orgons: Die Funktion des Orgasmus (6140); Charakteranalyse (6191); Die Massenpsychologie des Faschismus (6250); Der Einbruch der sexuellen Zwangsmoral (6268); Die Entstehung des Orgons: Der Krebs (6336)

Hartwig Röhm · Kindliche Aggressivität (6310)

Otto Rühle · Zur Psychologie des proletarischen Kindes (6280)

Manès Sperber · Alfred Adler oder Das Elend der Psychologie (6139)

Gerhard Studynka · Hirnforschung (6254)

Harry S. Sullivan · Das psychotherapeutische Gespräch (6313)

Thomas S. Szasz · Die Fabrikation des Wahnsinns (6321)

Renate Witte-Ziegler · Ich und die anderen. Protokolle einer gruppentherapeutischen Behandlung (6323)

Hans Zulliger · Heilende Kräfte im kindlichen Spiel (6006)

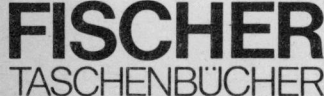

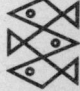

FISCHER
TASCHENBÜCHER

Zen, Yoga, Meditation

Karlfried Graf Dürckheim
Zen und wir
Band 1539

Heinrich Dumoulin
**Der Erleuchtungsweg des Zen
im Buddhismus**
Band 1667

Lama Anagarika Govinda
Grundlagen tibetischer Mystik
Band 1627

Michael Klostermann
Auroville — Stadt des Zukunftmenschen
Band 1700

John C. Lilly
Das Zentrum des Zyklons
Eine Reise in die inneren Räume
Band 1768

Claudio Naranjo und Robert E. Ornstein
Psychologie der Meditation
Band 1811

Daisetz Teitaro Suzuki
Die große Befreiung
Einführung in den Zen-Buddhismus
Mit einem Geleitwort von C. G. Jung
Band 1666

Tschögyam Trungpa
Aktive Meditation
Band 1837

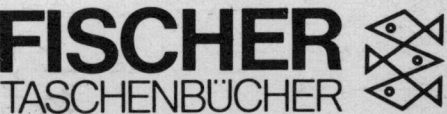

FISCHER
TASCHENBÜCHER